OGISO Kanako　小木曽 加奈子 編著

高齢者に対する
シームレスケアの実践

人生100年時代に向けて

学文社

執筆者 <small>(五十音順)</small>

阿 部　誠 人　岐阜大学医学部看護学科（第3章第3節）

兼 松　由紀子　中部学院大学看護リハビリテーション学部看護学科（第1章第4節）

林　　久美子　中部学院大学看護リハビリテーション学部看護学科（第3章第4節4~7）

牧　　茂 義　名古屋大学大学院医学系研究科総合保健学専攻（第3章第2節）

小木曽加奈子　岐阜大学医学部看護学科（第1章第1節・第3節，第2章，第3章第4節1~3と8~9，第5~6節，第4章，第5章第1節，コラム1~5）

田 中　千 絵　岐阜大学医学部看護学科（第1章第2節，第3章第1節）

樋 田　小百合　中部学院大学看護リハビリテーション学部看護学科（第5章第2~3節）

は じ め に

　地域包括ケアシステムがすすめられている中で，急性期病院での入院期間の短縮化がすすみ，急性期の治療後は地域包括ケア病棟や回復期リハビリテーション病院あるいは介護老人保健施設などへのリロケーションの機会が多くなりました。高齢者は環境の変化に適応がしにくく，療養の場が変わることで，生活機能の低下も懸念されます。そのため，療養の場は変わっても，その方に必要なケアが継続的にされるためにシームレスケアが求められています。また，何らかの疾病により入院となった高齢者の場合は，その理由となった主疾患の治癒がされても，生活機能が低下してしまうことも多い現状があります。そのため，入院早期から退院後の生活に向けて意図的なケアを行う必要があります。増大する医療ニーズや介護ニーズに対応するために，幾度かの医療制度改革や介護保険制度の改正などが行われていますが，今後更なる高齢者の増加に対応できるケアの力が重要となると考えております。

　本書は，高齢者の退院支援・退院調整に焦点を当てて，シームレスケアの3段階として，入院（入所）時初期アセスメント（第1段階），退院に関わる課題の明確化と目標の共有化（第2段階），退院（退所）後の継続した支援へ繋ぐ（第3段階）を紹介し，ケアプロセスを展開しています。今後，ますます退院支援や退院調整は重要となります。本書は，『地域包括ケアにおける高齢者に対するシームレスケア』を踏まえ，高齢者を生活者として捉えるためのさまざまな方面からの事象を加筆しており，地域包括ケアにおける高齢者ケアに役立つと考えています。

　第1章では，人生100年時代に向けての看護のあり方を紹介しております。第2章では，高齢者に対するシームレスケアのあり方として，シームレスケアを3段階に分け，リロケーションダメージを低減できるケアを説明しています。第3章では，高齢者の日々の暮らしを守るとして，権利擁護やリスクマネジメントなどを紹介しております。第4章では，事例から学ぶとして，地域包括ケア病棟という療養の場での退院支援・退院調整の実際を紹介しています。第5章では，高齢者のエンド・オブ・ライフケアを紹介しています。本書が，高齢者ケアに関わるさまざまな専門職のケアの質の向上の一助になることを心から願っております。

　このたびの出版に際しまして，学文社の田中千津子様に多大なご尽力をいただきました。心よりお礼を申し上げます。

　2023年12月吉日

小木曽　加奈子

目　次

第1章

人生100年時代に向けて

第1節　人生100年時代の高齢者の捉え方

1．長寿社会における年齢の捉え方

　2007年に日本で生まれた子どもの半数が107歳より長く生きると推計されており（厚生労働省 2017a），現在でも100歳以上の高齢者は9万人を超えている。現状では65歳以上を高齢者としており，65歳以上を前期高齢者，75歳以上を後期高齢者としているが，100歳以上の高齢者も増加する中，高齢者の定義と区分の改訂の必要性が示されている。このような背景もあり，日本老年学会と日本老年医学会が合同で高齢者の定義を見直す提言（日本老年学会・日本老年医学会 2017）をしており，表1-1に示したように高齢者の新たな定義をしている。従来は65歳以上を高齢者としていたが，75歳以上を高齢者とするという提言である。

表1-1　提言：高齢者の新たな定義

65〜74歳	准高齢者・准高齢期（pre-old）
75歳〜89歳	高齢者・高齢期（old）
90歳以上	超高齢者・超高齢期（oldest-old ないし super-old）

出所）日本老年学会，日本老年医学会「高齢者に関する定義検討ワーキンググループ報告書」2017，p.8より一部改変して引用

表1-2　百寿者の区分

百寿者	100-105歳未満
超百寿者	105-110歳未満
スーパーセンチナリアン	110歳以上

　高齢者の状況は国によっても違いがあり，世界には平均寿命が65歳に満たない国も多い。しかしながら，他国と比べてもわが国では平均寿命は男女とも長く，先進諸国の中でも長寿国である。日本の高齢者は，健康度（生活機能あるいは日常活動能力），身体機能（特に運動機能），社会貢献性（プロダクティビティ）等のいずれかの側面からみても，過去の高齢者（65歳以上）とは明らかに異なり，いずれの能力もかつてない程度に顕著に高くなっていることは，多くのデータから明らかとなっている（日本老年学会・日本老年医学会 2017）。人生100年時代に向け

て百寿者に対する研究も重なっており，その特性もさまざまな研究での知見がある。

　表 1 － 2 で示した百寿者の区分であるが，その区分による特性も解明されつつある。百寿者の多くは，90歳代まで ADL（Activities of Daily Living）が保たれ自立して過ごしており，100歳時点でも自立していた約 2 割の方は105歳の超百寿者，さらには110歳まで到達するスーパーセンチナリアンになる確率が高いことが明らかになっている（新井 2020）。また，スーパーセンチナリアンに近づくほど身体機能の衰えは緩やかで，亡くなる直前まで他の年齢層よりも身体的に健康である可能性も高いことが明らかになっている（中西 2022）。1998年から2018年の20年間で約 7 倍に増えた百寿者であるが，さらに長寿となるスーパーセンチナリアンは，健康長寿のモデルとして注目されている（公益財団法人長寿科学振興財団 2022）。従来は，新聞報道などで目にする百寿者であったが，現在は私たちの普段の暮らしの近くに百寿者は生活している。今までは，健康長寿を達成するためには，糖尿病や高血圧などの生活習慣病がないことが必要であると考えられてきたが，日々の生活を営む観点から，フレイル予防が重要であるという考えに変化してきている。フレイルの発症を遅らせることが健康寿命の延伸につながる可能性があり，健康長寿の達成にはフレイルの予防が重要であることが示されている（新井 2020）。

　人生100年時代に向けて，わが国は健康先進国となることを目指している。そのため，できるだけ早急に高齢者の捉え方を劇的に変化させていくことが必要である。従来は65歳以上を高齢者とし，加齢に伴う病気や障害が高齢者の生活の質に与える影響を科学的に分析し，その人らしい人生を全うするために必要な援助方法を追求することが，高齢者のケアには求められてきた。しかし，人生100年時代となった現在においては，高齢者を一括りにせず，年齢区分による傾向および個々の高齢者のフレイルの状態に着目をして，一人ひとりの高齢者の状態に応じたケアを展開することが求められる。

🪑 コラム 1 ：スーパーセンチナリアン（あるいはスーパーセンテナリアン）

　スーパーセンチナリアンは110歳に達した特別長寿な人々のことを指し，自立的な生活を送る期間が長い。一般的に，老化に伴って免疫力が低下してくると，悪性新生物や感染症などのリスクが飛躍的に高まる。しかし，スーパーセンチナリアンはこうした致命的な病気を回避してきていることから，高齢になっても免疫システムが良好な状態を保っていると考えられる。スーパーセンチナリアンが特殊な T 細胞である「CD4 陽性キラー T 細胞」を血液中に多く持つ傾向があることが示されている。

＊本著ではスーパーセンチナリアンと表記している。

出所）理化学研究所「110歳以上の超長寿者が持つ特殊な T 細胞—スーパーセンチナリアンの免疫細胞を 1 細胞レベルで解析—」2019より改変して引用

2．オプティマル・エイジング

　オプティマル・エイジングとは，人が現在の目標を考慮しつつも，自分の生活をより最適なものにする選択を自ら行っている側面に焦点を当てた概念である（岩原 2018）。オプティマル・エイジングにより，加齢を自然なこととして捉え，心身機能の低下の現状をあるがままに受け入れ，今の生活を楽しみながら過ごしていくことが重要である。末田（2019）は well-being の最終段階は自我から自由になった状態である老年的超越が出現する，と述べている。百寿者が増加していくなかにおいては，加齢を機能低下という問題として捉えるのではなく，オプティマル・エイジングという思考を持ち，高齢者の well-being の維持・向上に作用する老年的超越への到達の実現を目指していくことが求められる。保健医療2035提言書（厚生労働省 2015）においても，疾病の治癒と生命維持を主目的とする「キュア中心」の時代から，慢性疾患や一定の支障を抱えても生活の質を維持・向上させ，身体的のみならず精神的・社会的な意味も含めた健康を保つことを目指す「ケア中心」の時代への転換が必要なことが示されている。高齢者のその人らしさを大切にするためにさまざまなケアを行うことが，高齢者のオプティマル・エイジングに資することにつながる。

　図1-1に示したようにオプティマル・エイジングとアンチ・エイジング（加齢をコントロール可能であるとする信念やそれに基づく態度を持つこと）は，相反する概念である。どちらの思考がよいということではないが，高齢者の現状に合わせ，また高齢者の思いを大切にしていくことが求められる。

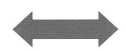

オプティマル・エイジング		アンチ・エイジング
加齢をあるがまま受け止め，その時のベストをつくすという思考		加齢を食い止め，いつまでも若々しい心と体を維持する思考

図1-1　オプティマル・エイジングとアンチ・エイジング

　オプティマル・エイジングの思考は，高齢者の普段の暮らしのなかでも，認識することができる。加齢現象に対して，どのように向き合うのかということも高齢者一人ひとりの考え方によって違いがある。わが国においてのオプティマル・エイジングでは，美容に関する内容が多い傾向がある。加齢によって起こる現象をあるがままの状況のなかで，より美しくなる方策を考えるさまざまな工夫がある。皺があることを，人生の経験を重ねた証として捉えることもあり，皺を伸ばすことが最善な方法ではない。表1-3に示したような事象は，私たちの身近な高齢者に対しても実践されていることであろう。

　諸外国でのオプティマル・エイジングの思考は，加齢に伴いどのように生きていくのかなど，人生の歩み方にも浸透しているが，わが国では老いをポジティブに捉える思考が薄く，本質的

表1－3　オプティマル・エイジングとアンチ・エイジングの思考による行動の違い

	オプティマル・エイジング	アンチ・エイジング
白髪	艶のあるグレーヘア 頭皮に優しいシャンプー＆コンディショナーを選ぶ	白髪染め
歯牙の欠損	ユニバーサルデザインフードの活用	できるだけ今までの食事を継続

な課題は，高齢者を取り巻く人々の思考にあると考える。誰でもが年を重ねれば，個人によってそのスピードは異なっていても，加齢現象は出現する。今ある機能を大切にしながら，日々の生活を豊かにしていく思考が一般化していくことが必要であろう。

第2節　健康先進国に向けて

1．保健医療のパラダイムシフト

　厚生労働省は「保健医療2035提言書」において，2035年には日本が健康先進国となることを目指すとした。「保健医療2035提言書」では，大きな制度改革が行われるためには，改革の議論から制度の施行まで，少なくとも5～10年を超える時間が必要であることや，2035年までに必要な保健医療のパラダイムシフトとして，新たな「社会システム」としての保健医療の構築をすることが述べられている。この提言書によると，今後の保健医療サービスのあり方は，「公的セクターの制度だけで決定されるものではなく，民間セクターやNPO（Non Profit Organization）などのサービスや財，人々の意識や行動様式，労働環境，住居やコミュニティ，経済活動，それらを支える人々の価値観などのさまざまな要素も考慮し，社会全体の文脈のなかで決定付けられるものである」とされている。このように，今後は，保健医療サービスはそのあり方を変化しながら，フォーマルなものからよりインフォーマルなものまで，その人に合った形態で提供されることになることが予測されている。

表1－4　「パラダイム」の根本的な転換

1．量の拡大から質の改善へ
あまねく，均質のサービスが量的に全国各地のあらゆる人々に行き渡ることを目指す時代から，必要な保健医療は確保しつつ質と効率の向上を絶え間なく目指す時代への転換
2．行政による規制から当事者による規律へ
中央集権的な様々な規制や業界の慣習の枠内で行動し，その秩序維持を図る時代から，患者，医療従事者，保険者，住民など保健医療の当事者による自律的で主体的なルールづくりを優先する時代への転換
3．キュア中心からケア中心へ
疾病の治癒と生命維持を主目的とする「キュア中心」の時代から，慢性疾患や一定の支障を抱えても生活の質を維持・向上させ，身体的のみならず精神的・社会的な意味も含めた健康を保つことを目指す「ケア中心」の時代への転換
4．発散から統合へ
サービスや知見，制度の細分化・専門化を進め，利用者の個別課題へ対応する時代から，関係するサービスや専門職・制度間での価値やビジョンを共有した相互連携を重視し，多様化・複雑化する課題への切れ目のない対応をする時代への転換

出所）厚生労働省「保健医療2035提言書」2015より抜粋

　それでは，具体的にどのように保健医療はパラダイムシフトをしていくべきなのか。「保健医療2035提言書」に記載されている，これまでの保健医療制度を規定してきた根底の価値規範，

原理，思想，すなわち「パラダイム」の根本的な転換について，表1－4に記載する。

2．公平・公正，自律に基づく連帯，日本と世界の繁栄と共生

　厚生労働省の「保健医療2035提言書」には，新たなシステムの構築や運用を進めるうえで，基本とする価値観・判断基準は，①公平・公正（フェアネス），②自律に基づく連帯，③日本と世界の繁栄と共生の3つであることが記載されている。

　①公平・公正（フェアネス）については，現代までの保健医療においても重要とされてきた内容である。一方，②自律に基づく連帯については，所得格差の拡大や貧困層の増加など，現在の社会における課題を捉えた内容になっている。日本の貧困率は日米欧主要7カ国のうち，アメリカに次いで2番目に高い比率であり（OECD 2017），先進国のなかでも貧困は深刻化している。2010年に厚生労働省が行った「所得再分配調査」では，所得格差が特に高齢者層において進んでいることが明らかになっている（厚生労働省 2017b）。このように，今後の日本において所得格差や貧困層の増加は大きな課題であり，医療保険においてもその影響は多大であるといえる。さらに，③日本と世界の繁栄と共生では，社会の持続性など，SDGs（Sustainable Development Goals）とも関連を示すような内容となっている。SDGs とは2015年9月の国連サミットで採択された，2030年までに持続可能でよりよい世界を目指す国際目標であり，地球上の「誰一人取り残さない（leave no one behind）」持続可能で多様性と包摂性のある社会の実現を目指すものである（外務省 2021）。このように，②自律に基づく連帯，③日本と世界の繁栄と共生については，普遍的でありながらも，日本のみならず世界が目指すところと重なる内容が多いといえる。

表1－5　1．公平・公正（フェアネス），2．自律に基づく連帯，3．日本と世界の繁栄と共生

1．公平・公正（フェアネス）
保健医療システムが国民から信頼され，納得されるものであるためには，何よりも公平・公正な仕組みであることが求められる。「保健医療2035」で考える公平・公正な仕組みとは，（1）短期的な維持・均衡のみを目指すのではなく，将来世代も安心，納得できる，（2）職業，年齢階層，所得階層，家族の有無等によって，健康水準に差を生じさせない，（3）サービスの提供においては，サービスの価値に応じた評価が行われる，というものである。
2．自律に基づく連帯
健康は，従来の医療の枠組みを越え，コミュニティや社会システムにおける日常生活の中で，一人ひとりが保健医療における役割を主体的に果たすことによって実現されるべきものである。そのためには，すべての人々が，家庭，職場，地域等のあらゆるレベルにおいて，自らの健康を向上させるための主体的な判断や選択ができる環境が整備されることが必要である。 一方，個々人の自立のみに依存した健康長寿の実現はなく，必要十分な保健医療のセーフティネットの構築と，保健医療への参加を促す仕組みによって社会から取りこぼされる人々を生じさせないことも保健医療システムの重要な役割である。特に，所得格差の拡大や貧困層の増加，健康リスク

放置層の顕在化などの中で，ユニバーサル・ヘルス・カバレッジの土台が崩れないような目配り，巻き込みも忘れないことが重要である。

また，地域の保健医療システムは，透明性と説明責任が確保されるとともに，そこに住む人々が主体的に参加し，自律的に運営されることが必要である。その際，患者，医療提供者は，医療が希少資源であることを認識し，コスト意識をもって利用，提供することが大切である。

3．日本と世界の繁栄と共生

保健医療への投資により，人々の健康増進のみならず，わが国の経済・社会システムの安定と発展にも寄与する。特に，保健医療は，高付加価値サービスそのものであり，また社会の持続可能性を高めるという面で，我が国の国力の柱となるものであるという認識に立つ。特に，保健医療システムが有効に機能することにより，

- 国民の無用な将来不安をなくし，本人や家族の健康上の不安による勤労への悪影響や生産性の低下を防ぐことができ，我が国の経済活力を下支えする
- 保健医療に関する新たな付加価値をもたらすサービスや商品の開発，インフラの整備などの進展を促す
- 地域経済における雇用の機会を維持・拡大することができることにより，財政にも好影響を与える

といった貢献につながる。

さらに，我が国は，すべての人が安心して生き生きと活躍し続けられるように，様々な暮らし方，働き方，生き方に対応できる「健康先進国」として，地球規模の共通課題である保健医療の課題解決を主導する。我が国は世界のイノベーションを積極的に取り込み，国際社会との協働の下で，平和と繁栄の中で共生できる世界を構築する。

出所）厚生労働省「保健医療2035提言書」2015より抜粋

第 3 節　高齢者の特徴

1．高齢者の老化の特徴

　人生100年時代となり，60歳代であっても介護が必要な高齢者もいるが，その一方で90歳代後半になっても仕事を続けている高齢者もいる。前述したように高齢者を年齢で一括りにすることは現実的でなく，その高齢者のフレイルの状況を見極めていくことが必要であろう。ヒトは生を受けてから成熟していくのであるが，その成熟状態から心身機能の低下を招く状況が老化であり，前述のようにこの老化の状況は年齢に従って同様に生じるのではない。年を重ねることにより，成熟期に比べては皮膚の皺ができたり，歩行速度も低下するが，長い人生の間に積み上げてきた判断力や推察力といった能力は維持・向上していることが多く，高齢者の生活史や価値観からその人らしさを見出していくことが求められる。そのため，年齢が重なっているから「できない」と簡単に捉えるのではなく，包括的なアセスメントにより高齢者の健康状態を見極め今の生活状況と必要な生活支援を導き出していくことが必要となる。その際に，その状況が正常な老化の状況（生理的老化：老化にともなって必ず生じる変化）であるのか，疾患によって生じているのかを見極める必要がある。例えば，加齢による心機能の変化と高血圧症による心機能の変化などは，判別をしないと適切な医療につながらない。そのためにも，生理的老化の状況を熟知することが求められる。高齢者の健常者は身体的にも精神的にも青壮年期の健常者とほぼ同等とみなされるものから，寝たきりに近いものに至るまで健常者の幅が極めて大きく個体差が極めて大きいのが特徴（富田ら 1999）である。そのため，成人期の検査データの正常値をそのまま高齢者に適用できるとは限らない。表 1 － 6 に高齢者の検査値の特徴，表 1 － 7 に高齢者の臨床検査値を見る際に気をつけるべきことを示す。その状況にあわせて柔軟に解釈することも必要であろう。

表 1 － 6　高齢者の検査値の特徴

1．臨床症状の出現が遅い
2．個体差が大きい
3．予備能力が低い
4．腎機能が低い
5．筋の減少
6．行動能力によって検査値が異なる
7．電解質異常が起きやすい
8．複数の疾患に罹患していることが多い

　出所）富田明夫，本沢仙次，新井哲輝「高齢者の正常値・基準値の考え方，生化学検査27項目における検討」
　　　　『日本老年医学会雑誌』36 (7)，1999，pp.449-456より引用

表1-7　高齢者の臨床検査値を見る際に気をつけるべきこと

1．加齢変化を反映した基準値がない場合が多く，疾患や治療の影響と個人差の問題もあり，高齢者の臨床検査値の評価は難しい
2．生理的老化と病的老化の境界を判断することが重要で，疾患ガイドラインなどで規定しているカットオフ値を用いる
3．機能検査については，基礎値よりも負荷時の反応値のほうが加齢変化を呈しやすく，病態把握には適している場合が多い

出所）秋下雅弘「高齢者の臨床検査値を見る際に気をつけるべきこと」『Medical Technology』49（6），2021，pp.633-637

2．高齢者の疾患の特徴

　加齢に伴い慢性的に経過する複数の疾患を有することが多く，その人の生活習慣や行動状況によってもその症状の出現には個人差が多くなる。そのため，高齢者の疾患の特徴を理解して，その疾患のアセスメントをする必要がある。症状の出現や自覚症状が少ないことと病期とはつながらないことも多いため，包括的にアセスメントを行う必要がある。表1-8に高齢者の疾患の特徴を示す。

表1-8　高齢者の疾患の特徴

1．一人で多くの疾患を有している（現病歴や既往歴が多数ある）
2．症状・症候に個人差が大きく，しばしば非定型型である
3．症状・症候が，疾患の重症度と乖離（かけ離れていること）することが少なくない
4．疾患の発症や予後に心理的，社会的要因がかかわることが少なくない
5．疾患の治療が遷延したり，重症化しやすい
6．薬剤に対する反応性が若年者とは異なることがある
7．薬剤，特に多剤併用による有害事象が少なくない
8．ホルモンの反応など，検査基準値が若年者と異なることがある
9．急性期疾患治療時に高齢者に特有に生じやすい合併症（ADLの低下，褥瘡，など）がある
10．認知機能の低下（認知症など）が増加する

出所）北川公子，荒木亜紀，井出訓，他『老年看護学』医学書院，2022，p.9を一部改変して作成

3．老年症候群

　住み慣れた地域でその人らしく生涯にわたり生活を送ることが理想ではあるが，高齢者は怪我や疾病などによる安静期間などにより容易に日常生活行動の機能低下を招くことがある。老年症候群は，高齢者の加齢に伴う身体機能の低下と深く関連する症候であり，その発症にはさまざまな要因が関連する。老年症候群はgeriatric syndromeの和訳語で，「高齢者に特有もしくは高頻度にみられる症候で，包括的な対処を要するもの」と定義される（浦野 2021）。表1-9に老年症候群の特徴を示す。

表1-9　老年症候群の特徴

1．原因が多岐にわたる
2．慢性的な経過をたどる
3．簡単には治療・対処法が見出せない
4．高齢者の自立を阻害する

出所）浦野友彦「高齢者の特性（老年症候群）」『MB ENTONI』260，2021，pp.1-7より引用

　老年症候群をできるだけ早期に発見し，積極的な看護介入によって改善を目指していくことが高齢者の健康寿命の延伸を可能にすることにつながる。老年症候群の種類によっては早期診断と治療が有効であるが，ここでは，高齢者に多い老年症候群に着目をして，表1-10に老年症候群の種類と介入方法の一例を紹介する。

表1-10　老年症候群の種類と介入方法の一例

認知機能の低下	中核症状（記憶障害や見当識障害）を補うようなケア，BPSD（Behavioral and Psychological Symptoms of Dementia）が低減するように落ち着くことができるように人的・物的環境を整える
尿失禁	尿失禁の種別をアセスメントして，その種別に応じた介入を行う 例：認知機能の低下による機能性尿失禁ではトイレの場所を分かり易くするなど ＊男性の場合は前立腺肥大症による溢流性尿失禁などもある
便失禁	便の性状を把握し，泥状便などであれば食物繊維の摂取を促す
夜間頻尿	睡眠が浅いと夜間頻尿につながるため，日中の活動を増やす。1日の水分量を減少させないようにし，夕食以降の水分を控える。利尿剤や強心剤服薬中であれば，医師と相談をして内服時間の調整を行う
便秘	食物繊維や脂肪分の摂取，水分摂取，日中の活動量を増やす
睡眠障害	入眠困難や中途覚醒などさまざまであるが，日中の活動量を増やすことや足浴や入浴などで体温の上昇を図ると入眠しやすくなる
う　　つ	住まいが変わることや親しい人の死別など，環境が大きく変わる時に生じやすいため，そのような時には，高齢者の自己肯定感が高まるように関わる
摂食・嚥下困難	脳血管障害・認知症などが原因になっていることも多く，その状況をアセスメントして口腔機能を高め（嚥下体操・話す機会を増やすなど），口腔内の清潔を保つ。食事内容を見直し，その機能に応じてソフト食なども取り入れる
低栄養	摂食・嚥下困難により低栄養に至ることが多いが，嗜好の偏り（たんぱく質やビタミン類などの不足）によっても生じるため，バランスのとれた食事内容へ変更する
食欲不振	疾患などによる発熱などの体調不良時のみならず，活動量の低下やうつ症状などによっても食欲不振が生じる。食事をする環境を整え，好きな食べ物を用意するなどによって改善されることもある
脱　　水	摂食・嚥下困難により脱水に至ることも多い。加齢に伴い体重における体内の水分量の比率は徐々に減少し，さらに渇中枢の機能低下も生じる。また，トイレの回数を多くしたくないという意向がある場合には，飲水量を控えるなど，さまざまな要因により脱水に至りやすい。計画的に水分摂取ができるように援助する

褥　瘡	低栄養・身体機能の低下により寝返りができないなどによる同一部位の圧迫，排泄物や汗により皮膚の浸軟，浮腫，免疫力の低下などが合わさって生じる。エアーマットを用い体位変換などではポジショニングに留意し除圧に努め，さらに皮膚を清潔に維持する
オムツかぶれ	尿失禁や便失禁がある場合は，紙オムツやリハビリパンツを使用することになるが，排泄物が皮膚に接触する時間をできるだけ少なくするために，排泄のタイミングを観察しながらオムツ交換を行う。オムツを使用している場合は，1日1回は陰部洗浄を行う
転　倒	すり足，歩幅が狭い，前傾姿勢，ふらつき，筋力の低下などにより転倒しやすい歩き方になる。足を上げて歩くように「1・2」などと掛け声をする，歩幅を広くして歩く，背筋を伸ばして歩く，歩く前に座った状態のまま足踏みを行う，歩き始めはゆっくり歩く，下肢の筋力の向上に向けた体操をする，など高齢者の状況にあわせた介入を行う

🪑 コラム2：ロコモティブシンドローム（以下，ロコモ）支援のポイント

1. 下肢の筋力を高める
　立ち上がり動作や歩行にも関係する膝伸展筋の筋力を高めるために，スクワットや階段昇降を行う
2. バランス能力を向上させる
　バランス能力の維持・向上のためには，筋力トレーニングのほか，バランストレーニングとして片足立ち運動を行う
3. 社会資源を活用して本人のロコモへの関心を高める
　市町村などのロコモ（運動器）健診やロコモ（運動）教室等の活用を促進する

⇒運動を行う時の留意点
・初めは低負荷・少回数から開始し，徐々に増やしていく
・運動負荷や回数は，「ややきつい」程度
・疲労が翌日も続く場合は，負荷を軽減する
・ゆっくりとしたスピードで行うと，効果的

＊ロコモ：運動器の障害のために移動機能の低下をきたした状態

出所）山崎隆博「ロコモティブシンドローム支援のポイント　下肢筋力とバランス能力の改善」『ケアマネジャー』24（8），2022，pp.22-23を一部改変して作成

4．廃用症候群と生活不活発病

　廃用症候群とは，疾患，外傷，治療などによって高齢者の ADL が大きく低下し，FIM
（Functional Independence Measure：機能的自立度評価表）などの数値に現れたときに初めて診
断される診断名である（藤井ら 2021）。病態としての廃用（症候群）は，ADL が低下して診療
報酬上の廃用症候群と診断されるかなり前から始まる。廃用は身体機能を低下させており，活
動量の低下がその状況に影響を与えている。表1－11に廃用症候群の主な原因，表1－12に廃
用症候群が引き起こす障害を示す。

表1－11　廃用症候群の主な原因

1．疼痛・体調不良・呼吸苦・抑うつなどの症状で動けなくなる
2．肺炎・心筋梗塞・骨折・手術後などで安静が必要になる期間があることで，その期間に動けなくなる
3．脳卒中・脊髄損傷・神経筋疾患などで動けなくなる

出所）阿部玲音「廃用症候群」『リハビリナース』12（3），2019，pp.225-226より一部改変して引用

表1－12　廃用症候群が引き起こす障害

筋骨格系	筋萎縮・筋力低下・骨萎縮・関節拘縮・骨粗鬆症
呼吸器系	最大酸素摂取量低下・沈下性肺炎・誤嚥性肺炎・無気肺
循環器系	起立性低血圧・心拍出量低下・心筋菲薄化・深部静脈血栓症
消化器系	食欲低下・低栄養・便秘・咀嚼機能低下・嚥下機能低下・便失禁
泌尿器系	腎結石・尿路結石・尿路感染症・尿失禁
精神神経系	認知機能低下・せん妄・抑うつ・疼痛閾値低下・意欲の低下・興味関心の低下・睡眠障害
その他	褥瘡・耐糖能異常・電解質異常・脱水・低体温

出所）阿部玲音「廃用症候群」『リハビリナース』12（3），2019，pp.225-226より一部改変して引用

　一方，地震等の災害を契機として生じる廃用症候群は生活不活発病と呼ばれている。廃用症
候群（学術用語）が「生活の不活発」を原因として生じることを，当事者自身に分かりやすく
するための名称である（厚生労働省 2022a）。災害時には避難所などで過ごすことも多く，避難
者に与えられた狭いスペースで，今までのように日常生活を送ることができなくなり，生活が
不活発な状態が続くことで生活不活発病が生じる。この生活不活発病の特徴としては，心身機
能の低下よりも，日常生活動作の機能低下からはじまることが多く，その状態が続くことで心
身機能の低下に至る。表1－13に生活不活発病チェック表を示す。

表1-13　生活不活発病チェック表

1．屋外歩行

　　災害前　□ 遠くへも一人で歩いていた　　　　　□ 近くなら一人で歩いていた
　　　　　　□ 誰かと一緒であれば歩いていた　　　□ ほとんど外は歩いていなかった
　　現　在　□ 遠くへも一人で歩いている　　　　　□ 近くなら一人で歩いている
　　　　　　□ 誰かと一緒であれば歩いている　　　□ ほとんど外は歩いていない

2．自宅内歩行

　　災害前　□ 一人で歩いていた　　　　　　　　　□ 伝い歩きもしていた
　　　　　　□ 誰かと一緒であれば歩いていた　　　□ ほとんど歩いていなかった
　　現　在　□ 一人で歩いている　　　　　　　　　□ 伝い歩きもしている
　　　　　　□ 誰かと一緒であれば歩いている　　　□ ほとんど歩いていない

3．その他の生活行為（食事，入浴，洗面，トイレなど）

　　災害前　□ 不自由はなかった　　　　　　　　　□ 不自由があった
　　　　　　　　　　　　　　　　　　　　　　　　　（具体的な行為：　　　　　　　　）
　　現　在　□ 災害前と同じ　　　　　　　　　　　□ 災害前よりも不自由になった
　　　　　　　　　　　　　　　　　　　　　　　　　（具体的な行為：　　　　　　　　）

4．車いす

　　災害前　□ 使用していなかった　　□ 主に自分で操作　　　□ 主に他人が操作
　　現　在　□ 使用していない　　　　□ 主に自分で操作　　　□ 主に他人が操作

5．歩行補助具・装具の使用

　　災害前　□ 使用していなかった　　□ 屋外で使用　　□ 屋内で使用〔種類：　　　　〕
　　現　在　□ 使用していない　　　　□ 屋外で使用　　□ 屋内で使用〔種類：　　　　〕

6．外出頻度（30分以上の外出）

　　災害前　□ ほぼ毎日　　□ 週3回以上　　□ 週1回以上　　□ 月1回以上
　　　　　　□ ほとんどしていなかった
　　現　在　□ ほぼ毎日　　□ 週3回以上　　□ 週1回以上　　□ 月1回以上
　　　　　　□ ほとんどしていない

7．家事

　　災害前　□ 全部していた　　□ 一部していた　　□ ほとんどしていなかった
　　現　在　□ 全部している　　□ 一部している　　□ ほとんどしていない

8．家事以外の家の中での役割

　　災害前　□ 全部していた　　□ 一部していた　　□ ほとんどしていなかった
　　現　在　□ 全部している　　□ 一部している　　□ ほとんどしていない

9．日中活動性

　　災害前　□ よく動いていた　　□ 座っていることが多かった　　□ 時々横になっていた
　　　　　　□ ほとんど横になっていた
　　現　在　□ よく動いている　　□ 座っていることが多い　　　□ 時々横になっている
　　　　　　□ ほとんど横になっている

＊各項目で，一番よい状態ではない場合は要注意。生活不活発病がはじまっている恐れがある。特に「災害前」より「現在」が低下している場合には活動量を向上させる。災害前から低下していた場合には，これ以上低下しないように注意する。
出所）厚生労働省「生活機能低下予防マニュアル」2022a より一部改変して引用

　サルコペニアは筋量と筋力の進行性かつ全身性の減少に特徴づけられる症候群であり，身体

機能障害，Quality of life（QOL）の低下，時に死のリスクも伴う（大川 2022）。筋肉量は加齢とともに減少していくため，日常生活行動の機能の低下や転倒などのリスクも高まる。高齢者では食事摂取をすることをはじめ上肢の筋肉を使う機会が多いこともあり，下肢の筋肉量の減少からはじまることが多い傾向にある。日常生活の状況からサルコペニアの状況を見出すことで，必要なケアにつなげることができる。表1－14にサルコペニアの検討が必要な日常生活の行動の様子を示す。

　なお，サルコペニアのスクリーニングとしてSARC-F（Screening tool for sarcopenia）（表1－15）が提唱されているが，感度が低いという問題点がある（大川 2022），とされている。SARC-F はサルコペニアの有無に対する感度が低いが，これは質問項目には筋力や身体パフォーマンスに関わる内容のみで体重やBMI（Body Mass Index）のような骨格筋量を反映するような項目を含まないからである（解良ら 2019）。つまり，簡便でありさまざまな場面で活用可能であるといえる。そのため，SARC-F を活用することで，ハイリスク群を抽出することが可能となり，具体的な治療に結び付けるための役割が大きいといえる。

表1－14　サルコペニアの検討が必要な日常生活の行動の様子

すり足で歩いており，平地で躓くことが多い
椅子に座った状態から立ち上がる時に何かにつかまって立ちあがる
階段は手すりを使って上り下りをする（壁を使っても含む）
タオルを以前より固く絞ることができない
ペットボトルの蓋が開けにくいことが多い
瓶のボトルの蓋が開けにくいことが多い
続けて歩くことができなくなって，途中で休憩が必要となった
以前と比べて，荷物をもって歩くことができなくなった
洗濯物を物干し竿に干すことができなくなった

表1－15　サルコペニアのスクリーニングのための質問票 SARC-F

	0点	1点	2点
①4.5kg の荷物の持ち運びは？	全く困難でない	いくらか困難	非常に困難／できない
②部屋の端から端までの歩行移動は？	全く困難でない	いくらか困難	非常に困難／できない
③いすやベッドからの立ち上がりは？	全く困難でない	いくらか困難	非常に困難／できない
④階段を10段上がることは？	全く困難でない	いくらか困難	非常に困難／できない
⑤この1年で何度転倒しましたか？	なし	1－3回	4回以上

SARC-F　4点以上で症例を抽出
出所）大川庭熙「老年症候群に対する診察 サルコペニア」『Geriatric Medicine（老年医学）』60（1），2022，pp.67-73より引用

　高齢者のサルコペニアは，主疾患のみによって生じるというわけではない。加齢現象，生活習慣，慢性疾患，生活歴，家族機能などが複雑に絡み合っているため，多方面からのアプローチを行うことが必要である。以下，表1−16にサルコペニアに対する多方面からのアプローチを示す。

表1−16　サルコペニアに対する多方面からのアプローチ

運動療法	市町村の介護予防事業などの運動教室を利用して身体を動かす機会をつくる 日常生活の中でも座っている時間を減らし，歩く機会を増やす
栄養療法	適正なエネルギー量，十分なタンパク質とビタミン摂取を心がける
口腔機能の維持・向上	う蝕や歯周炎症の予防のために，舌を含めたオーラルケアを行う（口腔ケア・嚥下体操・かむ力の維持・歌を唄う・会話の機会など） 義歯を利用している場合は，調整を行う
生活リズムの改善	日中の活動の機会を増やし，良眠につながるように規則正しい生活を送る 日常生活の中で「散歩」などルーチンで行う活動を取り入れる
社会参加	趣味や地域活動などのボランティア活動に参加し，社会とのつながりを維持・向上する
社会資源の活用	介護保険制度を利用できる場合はデイケアやデイサービスなどを活用する。介護保険上「自立」の場合であっても，市町村の社会福祉協議会のサービスなどを活用する

第4節　フレイル

1．フレイルの定義及び区分

　フレイルとは，老化に伴うさまざまな機能の低下により，疾病発症や身体機能障害に対する脆弱性が増す状態をいう。虚弱や老衰などを示す Frailty の日本語訳として2014年に日本老年医学会が提唱した概念である（鳥羽ら 2020）。Frailty の日本語訳についてこれまで「虚弱」が使われているが，「老衰」，「衰弱」，「脆弱」といった日本語訳も使われることがあり，"加齢に伴って不可逆的に老い衰えた状態"といったネガティブイメージを与えているが，"しかるべき介入により現状の維持や改善が見込める"といったポジティブイメージも含まれている。そのため，老年医学の分野においても介護予防を重視することや，フレイルに陥った高齢者を早期に発見し，適切な介入をすることにより，生活機能の維持・向上を図ることが期待される（日本老年医学会 2014）。フレイルという視点は，健康寿命を推進するため不可逆的な状態に陥る危険がある場合の警告だけではなく，人生の最終段階に至る過程も含めた脆弱性を捉える場合にも配慮する必要がある。

　表1-17に示したように CLINICAL FRAILTY SCALE（CFS：臨床虚弱尺度）は，高齢者の健康状態が，「非常に健常である」な「1」の段階から「人生の最終段階」を示す「9」までの段階に分けられ，スコアが高いほどリスクが高いことを示す。要介護高齢者のケアにおいて，医療機関や施設間の情報共有に役立ったり，経時的な変化を評価したりといった指標の一つとして活用が期待される。さらに「非常に重度の虚弱」「人生の最終段階」の高齢者に対して，身体的フレイルがどの程度進行しているかを判断し，人工的水分・栄養補給法（Artificial Hydration and Nutrition：AHN）である経管栄養，末梢静脈栄養が延命効果だけでなく，本人にとっての QOL が維持できるかの視点で臨床決定を行うなどエンド・オブ・ライフケアにも活用されることを期待する。

2．フレイルに基づく高齢者の捉え方（フレイルの多面性）

　フレイルは多面的に捉えていくことが必要である。図1-17に示したようにフレイルは，身体的フレイルを主体としながらも，精神・心理的フレイル，社会的フレイルが相互に影響しあい負の健康サイクルに至る。フレイルは，以下の表1-18が示すようにさまざまな要因があり，加齢に伴う心身の変化と社会的，環境的な要因が合わさることによって生じる。

表1−17　CLINICAL FRAILTY SCALE−JAPANESE（臨床虚弱尺度）

1	非常に健常である	頑健，活動的，精力的，意欲的な人々である。これらの人々は通常，定期的に運動を行っている。同年代の中では，最も健常である。
2	健常	活動性の疾患の症状はないものの，カテゴリー1ほど健常ではない。季節等によっては運動をしたり非常に活発だったりする。
3	健康管理	時に症状を訴えることがあっても，医学的な問題はよく管理されている。日常生活での歩行以上の運動を普段は行わない。
4	ごく軽度の虚弱	自立からの移行の初期段階である。日常生活で介護は必要ないが，症状により活動性が制限される。よく「動作が鈍くなった」とか，日中から疲れていると訴える。
5	軽度の虚弱	これらの人々は，動作が明らかに鈍くなり，高度なIADL（手段的日常生活動作）（金銭管理，交通機関の利用，重い家事）では介助が必要となる。軽度の虚弱のために，買い物や1人で外出すること，食事の準備，服薬管理が徐々に障害され，軽い家事もできなくなり始めるのが特徴である。
6	中等度の虚弱	屋外でのすべての活動や家事では介護が必要である。屋内でも階段で問題が生じ，入浴では介護が必要である。着替えにもわずかな介助（声掛け，見守り）が必要となることがある。
7	重度の虚弱	どのような原因であれ（身体的あるいは知的な），身の回りのケアについて完全に要介護状態である。そのような状態であっても，状態は安定しており（6カ月以内で）死亡するリスクは高くない。
8	非常に重度の虚弱	完全に要介護状態であり，人生の最終段階が近づいている。典型的には，軽度な疾患からでさえ回復できない可能性がある。
9	人生の最終段階	死期が近づいている。高度の虚弱に見えなくても，余命が6カ月未満であればこのカテゴリーに入る（人生の最終段階にあっても多くの人は死の間際まで運動ができる）。

出所）日本老年医学会「臨床虚弱尺度（Clinical Frailty Scale）」2021を一部改変して引用

　身体的フレイルの評価として国際的によく用いられているアメリカのフリード（L. P. Fried）らが提唱したCHS（Cardiovascular Health Study）基準がある。国内では，日本人高齢者に合った指標に修正した日本版CHS基準がよく用いられている（表1−19）。フレイルの5つの徴候（歩行速度低下，筋力低下，身体活動低下，疲労感，体重減少）のうち，3つ以上に該当する場合をフレイル，1つまたは2つであればプレフレイル，全く該当しない場合を健常と評価する。

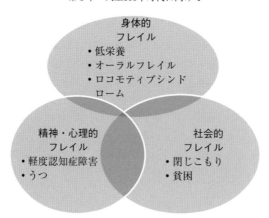

身体的
フレイル
・低栄養
・オーラルフレイル
・ロコモティブシンド
ローム

精神・心理的
フレイル
・軽度認知症障害
・うつ

社会的
フレイル
・閉じこもり
・貧困

図1－2　フレイルの多面性

表1－18　フレイルの要因

・加齢に伴う活動量の低下と社会的交流機会の減少
・身体機能の低下（歩行速度の低下，移動能力の低下）┐
・筋力の低下　　　　　　　　　　　　　　　　　　　┘ サルコペニア
・認知機能の低下
・易疲労性や活力の低下
・慢性的な管理が必要な疾患（呼吸器疾患，心血管疾患，抑うつ症状，貧血）
・体重減少・低栄養

表1－19　日本版 CHS 基準

項目	評価基準
体重減少	6か月で，2kg 以上の（意図しない）体重減少
筋力低下	握力：男性＜28kg，女性＜18kg
疲労感	（ここ2週間）わけもなく疲れたような感じがする
歩行速度	通常歩行速度＜1.0m/秒
身体活動	① 軽い運動していますか？ ② 定期的な運動・スポーツをしていますか？ 上記の2ついずれも「週に1回もしていない」と回答

［判断基準］3項目に該当：フレイル　1から2項目に該当：プレフレイル　該当なし：健常
出所）国立研究開発法人 国立長寿医療研究センター「日本版 CHS 基準（J-CHS 基準）」2020を引用

　身体的フレイルの中には，オーラルフレイル（口腔機能の低下）も含まれる。高齢者の快適な食を支えるためには，自身の歯牙を多く残すことだけではなく，バランスの取れた食事を摂ることが重要である。口腔機能に関する"ささいな衰え"をそのままにしてしまうと口腔機能の低下から食べる機能の障害，さらには心身の機能の低下につながる。暮らしの中で時々感じ

る口腔機能のささいな衰え（滑舌低下，かめない食品の増加，のどが渇きやすい，むせ）は，食事形態の調整，水分制限，会話を減らすことで気づく機会が減り見逃されやすい。「硬いものが食べにくい」「お茶や汁物でむせる」「口の渇きが気になる」といった主観的訴えを放置せず，口腔内の症状，口腔清掃を見直す，歯科受診を勧めるなどの対応が必要となる。さらに口腔機能の低下が咀嚼力，舌の運動機能低下まで進んでしまうと，低栄養やサルコペニア（筋力減少）のリスクが高まり，要介護状態に陥ることにつながる。そのため，表1－20に示したようにオーラルフレイルのセルフチェック表で口腔機能の健康状態を評価することが重要である。

表1－20　オーラルフレイルのセルフチェック表

評価基準	はい	いいえ
半年前と比べて，堅いものが食べにくくなった	2	
お茶や汁物でむせることがある	2	
義歯を入れている	2	
口の渇きが気になる	1	
半年前と比べて外出が少なくなった	1	
さきイカ・たくわんくらいの堅さの食べ物をかむことができる		1
1日に2回以上，歯を磨く		1
1年に1回以上，歯医者に行く		1

合計点数　0〜2点オーラルフレイルの危険性は低い，3点オーラルフレイルの危険性あり
4点以上オーラルフレイルの危険性が高い
出所）日本歯科医師会「オーラルフレイルのセルフチェック表」2020を引用

　高齢者は，社会的な役割の喪失，身近な人の死，慣れない環境での生活などのストレスから気分が落ち込み，人付き合いの機会が徐々に減り，活動性や食欲が低下することに繋がる精神・心理的側面のフレイルも配慮が必要である。さらに認知機能が低下することによって，自発的な活動にも支障が生じるなど認知症症状と抑うつ状態の区別は困難であるが，ストレスに関連した不眠や食欲不振，記憶力低下などのわずかな変化を見逃さないことが重要である。

　社会的フレイルでは，身体的フレイルや精神・心理的フレイルが進行すると他者とのコミュニケーションに支障が生じ，他者と接する機会が制限されて，社会的に孤立しやすくなる。しかし，核家族化の進展やコミュニケーション方法の変革に伴い，社会活動，近所付き合いをはじめとした他者との交流が希薄になっている。そのため独居，外出頻度の減少，経済的な問題，社会的活動の不参加がある場合は，社会的フレイルのリスク要因となる。

3．フレイル予防

1）運動器の機能低下の予防

　運動機能の低下は，ADL 及び IADL の低下を生じさせる。加齢に伴い運動量の減少により歩行バランス機能の低下やすり足歩行となり，転倒・転落にもつながりやすくなる。転倒・転落によりさらに運動機能の低下を招くと要支援あるいは要介護状態に直結する。運動器の機能向上メニューによる効果を期待するためには，高齢者が自発的に参加し，意欲的に運動を実施した上で継続できる意欲を保ち続けることが重要である。そのためには，高齢者が日常生活の中で無理なく続けられる内容や体を動かすことが苦痛とならず楽しく実施できる方法を工夫する。さらに成功体験を積み重ねることが有効であり，①できる目標を設定する，②できた内容を記録し可視化する，③適切なフィードバックとできたことを一緒に喜び承認する，ことが重要である。また，表1－21に示すような身体症状に関しては主治医や理学療法士・作業療法士への相談を行いながら運動メニューを検討する。

表1－21　運動メニュー実施前に相談が必要であると考えられる場合

□ 急性期の関節痛，関節炎，神経症状がある
□ 心疾患，不整脈がある
□ 慢性閉塞性肺疾患で息切れや呼吸困難があるもの
□ 急性期の肺炎，肝炎など炎症のあるもの
□ 認知機能低下により，実施に支障を来すもの

出所）厚生労働省「介護予防マニュアル第4版」2022b を一部改変して引用

　加齢に伴い，水分量の減少による軟骨の厚みの低下，筋力の低下や生活習慣による不良姿勢，骨粗鬆症による圧迫骨折などさまざまな原因によって徐々に身長が短縮されるなどが生じる。また，前傾姿勢と歩行時の下肢の挙上の低下を伴うことが多いため，運動実施中は，正しい姿勢を保持できるように声かけを行う。疲労の蓄積により一時的に運動機能が低下する場合も多く，高齢者から自覚症状の訴えがなくても，運動時には疲労が回復する休憩時間を設けるなどの配慮も必要である。さらに高齢者は，のどの渇きを感じにくい，運動中の頻尿を心配して水分を控えるなどから脱水を起こしやすいため，運動前中後の水分補給を促すことが重要である。

2）低栄養の予防

　低栄養状態の高齢者は，免疫力の低下や要介護の増大，再入院などの問題が起きやすいことに加えてサルコペニアを合併している。しかし，高齢者の低栄養状態の改善を目指した食事の内容だけでなく，その人の生活や人生を豊かにすることを目指し，おいしく食べることや親しい人々が集うこと，協力し合って食事を準備する，などを含む日常生活における「食べるこ

と」を総合的に支えることが重要である。そのため，表1－22に示す栄養状態を把握するための情報を活用する必要がある。

表1－22　栄養状態を把握するための情報

体重	体重の変化は，エネルギー摂取量の過不足の最もよい指標である。定期的な体重測定の有無，体重の変化量を確認する。
食事内容	1日の食事回数，食事内容のバランスに加え，サプリメントや健康食品など習慣的に摂取している食品が不適切な場合もあるため確認する。
食事の準備	買い物や食事の準備に不自由を感じているか，食品の調理や保管が衛生的か確認する。
食事状況	食欲や食事への意欲低下は，低栄養のリスクとなる。食欲の有無，食事が楽しいか，他の人と一緒に食事をする機会があるかなどを確認する。
リスク要因	疾患や食事療法の有無，内服状況，アレルギーの有無を確認する。

出所）厚生労働省「介護予防マニュアル第4版」2022b を一部改変して引用

　高齢者に対する栄養状態改善につながる情報提供を表1－23に示した。高齢者のこれまでの食習慣や嗜好を尊重して，おいしく，楽しく食事を食べることが大切であることを伝えることも重要である。また，介護認定がある高齢者のみならず ADL が低下している高齢者においても，家族が食事を用意することも多く，食事の準備に対する家族の負担も考慮しつつ情報提供を行うことも必要になる。

表1－23　栄養状態改善につながる情報提供

食事内容	手軽な間食，簡単なおやつ，半処理済野菜の情報提供
食事の準備	買い物マップ，冷凍食品や缶詰を利用した献立やレシピ，配達・配食サービス
口腔・嚥下	摂食・嚥下機能に配慮したレシピ，口腔・嚥下体操，楽しい会話
便利グッズの紹介	瓶の蓋をあける，袋を開封するなどやりにくい作業を助ける福祉用具や方法
食欲増進	食器に盛りつける，郷土料理，行事食，地区で開催される食事会の紹介

3）閉じこもり予防

　加齢に伴い，さまざまな原因で外出頻度が少なくなり，生活空間が屋外から室内へ，地域から家庭内へと狭くなっていく。身体機能や移動能力に支障がなくても，屋外や地域で任せられた作業があるなどの事由がなければ，どうしても日中の生活空間は屋内になりやすい。さらに家庭における役割がない，地域社会における役割がないと外出頻度が低くなる。閉じこもりの高齢者は，認知症，うつ状態，運動器の機能低下，低栄養，口腔機能低下などさまざまな要介護のリスクを併存している可能性が高い。以前は，高齢者の閉じこもりに対しては，保健師に

よる働きかけが主軸であったが，時代背景により個別訪問を好まない高齢者や特殊詐欺等の不安から訪問に応じない高齢者も少なくない。訪問による働きかけが難しくなってきている現状を踏まえ，多様なアプローチで社会参加の機会を提示する（厚生労働省 2022b）ことも重要である。以下，１-24に閉じこもりタイプ別アプローチ方法を示す。

表１-24　閉じこもりタイプ別アプローチ方法

タイプ1	健康上または社会環境的には支障がないが，外出意欲が全くない高齢者	自らの意思で閉じこもりを選択し，他人からの交渉をされたくないが，主観的 QOL は高い。障害の受容に関わるものか，病識が乏しいのか，価値観か行動の背景を十分把握する必要がある。現状に満足しているためすぐに行動変容は難しいが地域で利用可能なサービスや閉じこもりがもたらすリスクを十分に説明することから始める。
タイプ2	健康上または社会環境的には支障がないが，外出意欲がやや低い高齢者	環境変化や体調変化などで外出意欲が低下しており，外出の機会が減ってしまっているが，周囲の人の後押しや推奨によって社会参加につながる可能性が高い。介護予防事業などと連携しながら，社会参加の選択肢を増やすことが有効である。
タイプ3	健康上または社会環境的には支障はあるが，外出意欲がある高齢者	疾患や障害など健康上の理由や金銭面など社会的な理由で外出が難しくなっている。外出しない背景に日常生活環境に困難を抱えるケースがあるため，医療や福祉サービスといった専門的支援の評価も必要となる。

出所）厚生労働省「介護予防マニュアル第4版」2022b を一部改変して引用

<引用文献>

阿部玲音「廃用症候群」『リハビリナース』12 (3)，2019：225-226

秋下雅弘「高齢者の臨床検査値を見る際に気をつけるべきこと」『Medical Technology』49 (6)，2021：633-637

新井康通「フレイルと百寿者」『診断と治療』108 (3)，2020：333-337

藤井俊，沢田光思郎「廃用症候群」『リハビリナース』14 (3)，2021：243-249

外務省「持続可能な開発目標（SDGs）達成に向けて日本が果たす役割」2021
　https://www.mofa.go.jp/mofaj/gaiko/oda/sdgs/pdf/sdgs_gaiyou_202206.pdf（2022.11.6 閲覧）

岩原昭彦「サクセスフル・エイジングとオプティマル・エイジング（特集 老い）」『心理学ワールド』82，2018：5-8

解良武士，河合恒，大渕修「SARC-F　サルコペニアのスクリーニングツール」『日本老年医学会雑誌』56，2019：227-233

北川公子，荒木亜紀，井出訓ら『老年看護学』医学書院，2022：9

国立研究開発法人国立長寿医療センター「日本版 CHS 基準（J-CHS 基準）」2020
　https://www.ncgg.go.jp/ri/lab/cgss/department/frailty/（2023.2.13閲覧）

公益財団法人長寿科学振興財団「スーパーセンテナリアン」
　https://www.tyojyu.or.jp/net/kenkou-tyoju/rouka/SuperCentenarian.html（2022.9.20閲覧）

厚生労働省「保健医療提言書2035」2015
　https://www.mhlw.go.jp/healthcare2035（2022.9.7 閲覧）

厚生労働省「人生100年時代」に向けて，2017a

https://www.mhlw.go.jp/stf/seisakunitsuite/bunya/0000207430.html（2022.9.9 閲覧）

厚生労働省「所得再分配調査報告書」2017b

https://www.mhlw.go.jp/toukei/list/dl/96-1/h29hou.pdf（2022.11.17閲覧）

厚生労働省「生活機能低下予防マニュアル」2022a

https://www.mhlw.go.jp/file/06-Seisakujouhou-10600000-Daijinkanboukouseikagakuka/0000122330.pdf（2022.12.20閲覧）

厚生労働省「介護予防マニュアル第4版」2022b

https://www.mhlw.go.jp/stf/newpage_25277.html（2023.6.9 閲覧）

末田啓二「我が国の高齢者への『老年的超越』概念の適用に関する問題点」『甲子園短期大学紀要』37，2019：1－7

中西康裕「大規模レセプトデータを用いた百寿者および非百寿者の死亡前医療費の比較」『産業保健と看護』14（3），2022：264-266

日本歯科医師会「オーラルフレイル普及・啓発用資料」2020

http://www.jda.or.jp/oral_frail/2020/pdf/2020-manual-07.pdf（2023.2.13閲覧）

日本老年医学会「フレイルに関する日本老年医学会からのステートメント」2014

https://www.jpn-geriat-soc.or.jp/info/topics/pdf/20140513_01_01.pdf（2023.2.13閲覧）

日本老年医学会「CLINICAL FRAILTY SCALE–JAPANESE　臨床虚弱尺度」2021

https://www.jpn-geriat-soc.or.jp/tool/pdf/tool_14.pdf（2023.2.13閲覧）

日本老年学会・日本老年医学会「高齢者に関する定義検討ワーキンググループ報告書」2017

https://www.jpn-geriat-soc.or.jp/info/topics/20170410_01.html（2022.9.20閲覧）

OECD「経済審査報告書」OECD "Income Distribution－Poverty" 2017

https://stats.oecd.org/（2022.11.17閲覧）

大川庭熙「老年症候群に対する診察 サルコペニア」『Geriatric Medicine（老年医学）』60（1），2022：67-73

理化学研究所「110歳以上の超長寿者が持つ特殊なT細胞—スーパーセンチナリアンの免疫細胞を1細胞レベルで解析」2019

https://www.riken.jp/press/2019/20191113_1/index.html（2022.9.20閲覧）

鳥羽研二，佐々木英忠，荒井啓行ら『系統看護学講座専門分野II老年看護　病態・疾患論第5版』医学書院，2020：87-91

富田明夫，本沢仙次，新井哲輝「高齢者の正常値・基準値の考え方，生化学検査27項目における検討」『日本老年医学会雑誌』36（7），1999：449-456

浦野友彦「高齢者の特性（老年症候群）」『MB ENTONI』260，2021：1－7

山崎隆博「ロコモティブシンドローム支援のポイント 下肢筋力とバランス能力の改善」『ケアマネジャー』24（8），2022：22-23

第2章

高齢者に対するシームレスケアのあり方

第1節　退院支援と退院調整

1．シームレスケア

　医療制度改革のもとで，入院期間の短縮化がすすめられており，地域連携クリティカルパスを活用し，急性期病院では，退院基準・転院基準を設定して運用を行い，その情報を地域連携施設に提供するなど情報交換を深め，高齢者を中心として在宅生活の再開をめざしシームレスケアがなされつつある。シームレスケアが求められる背景には，従来の病院完結型の医療では高齢者や障害をもった人びとの医療やケアに対応できなくなったことがある。シームレスケアとは，包括的，継続的，継ぎ目のないケアのことを意味しており，地域包括ケアシステムの実現には欠かすことができないケアのあり方である。地域包括ケアシステムの5つの構成要素（住まい・医療・介護・予防・生活支援）をより詳しく，またこれらの要素が互いに連携しながら有機的な関係を担っていることが示されており（厚生労働省 2016），これらに着目して過去（入院前）・現在・未来（退院後）という時間軸をもって，その人を中心としたシームレスケアを実践することが重要である。

　シームレスケアの重要性が認識されているものの，シームレスケアが実践されているのは長期療養が必要な悪性疾患や難病など一定の枠組みの中に納まる対象者だけであり，慢性疾患をもつ高齢者へのケアは十分ではない。BPSD（Behavioral and Psychological Symptoms of Dementia）を有する認知症高齢者はその範疇から外され，スティグマを貼られ，BPSD の状況によっては，介護施設も入所を見合わせるという事態も生じている（小木曽ら 2013；小木曽ら 2014）。2025年に向けた医療提供体制の中で，地域包括ケアシステムの整備がすすめられてはいるが，認知症に起因する BPSD により日常生活上の困難が生じ，在宅での生活を継続することが難しい現状もあり，認知症に起因するさまざまな課題は後回しにされがちとなり，住み慣れた地域でその人らしく暮らすという当たり前の生活が認知症の BPSD によって阻害される。介護保険制度など社会資源も整いつつあるが，それを活用していくためには，高齢者本人だけでなく家族や関わる人びとに対しても意図的な介入が必要である。

　地域包括ケアシステムの要となる地域包括ケア病棟は，高度急性期病院等からの受け入れ（post-acute），在宅療養あるいは居住系介護施設等からの受け入れ（sub-acute），在宅復帰支援の3つの重要な機能を委ねられている（厚生労働省 2015）。地域包括ケア病棟は，急性期後の

受け入れをはじめとする地域包括ケアシステムを支える病棟の充実が求められていることから新たな評価を新設されたという経緯がある。この病棟が機能するためには従来の退院支援や退院調整という枠組みを超えて，さまざまな慢性疾患や加齢による心身機能の低下の特性を踏まえつつ，高齢者と家族も安心して退院後の生活が送れるように入院前からの状況を鑑み，退院後を見据えたシームレスケアが必要である。

　また，今後世界的な規模で認知症高齢者は増加し続けるという予測があり，認知症の問題を国家の最優先課題として位置づけ，高齢者のケア改革をすすめている国も多く，イギリスでは，2010 年「認知症の人のための質的アウトカム：認知症の国家戦略の事業に基づいて（Quality outcomes for people with dementia: building on the work of the National Dementia Strategy）」により「総合病院におけるケアの質の向上」等が示されている（National Dementia Strategy 2009）。そのため，諸外国と同等に我が国においても高齢者に特化したシームレスケアの構築をすすめていく必要がある。

２．退院支援と退院調整が目指すあり方

　退院支援とは，「患者・家族がこの先，病気をもちながらどのように生きていけばよいのか，療養の場所と生活の仕方を変えていかなければならないという大きな決断を余儀なくされている人々を包括的に支援するという機能である」（宇都宮ら 2012）。入院期間の短縮化により，急性期の治療の最中であっても，退院後はどの場所で生活をするのか，その方向性を定めていくことが求められている。入院のきっかけとなった主疾患の治癒の経過は予測がつく場合が多いが，認知症あるいは認知機能が低下している場合は，日常生活の中でさまざまな困難が生じ，また，BPSD によりケアの困難が増すことも多い。必要な点滴類も自己抜去してしまい，必要な治療をするために，身体拘束を行う現実もある。認知症であるがゆえに，身体拘束の意味が理解できず，より易怒や興奮に繋がるという負の連鎖が生じる。退院支援は入院後早期からはじめられるため，このような高齢者の姿を目にすることで，家族は，家に連れて帰ることができない，という思いが強くなり，転帰先を施設にすることも少なくはない。在宅での生活を再開するためには，高齢者本人の思いだけでなく，家族も在宅生活を望むことが必要となる。認知症である場合は，ルーチンワークで行われる退院支援では課題が多い。急性期病院における認知症看護の重要性も指摘されており，入院直後から看護師がどのように認知症高齢者に関わっていくのかが要である。その看護の実践によって，認知症があっても入院前のように穏やかに，療養生活を送れる可能が高まる。

　高齢者のシームレスケアのためには，高齢者の心身機能の状況を的確に把握することが重要であり，さまざまな方面からの情報を得ることが欠かせない。その情報収集には，ICF を用いることが重要となる。それらの情報をポジティブな側面から検討し，高齢者のニーズを的確に

捉えることが必要であり，高齢者のもてる力を見出せるようにケアをする側の見方を変化できる力が必要になる。

　高齢者が，治療が必要な急性期治療の中でも，その人らしさを大切にした看護が提供され，日々の生活が穏やかに送れることが，退院後の生活を想定する上で重要であり，高齢者に対するシームレスケアの第一歩となる。

　一方，退院調整とは「療養の場所と生活の仕方がある程度固まったところで具体的な社会資源につなげていくことである」（宇都宮ら 2012）。退院支援の結果，疾患の治癒あるいはコントロールが可能であり，認知機能にも支障がない場合は退院調整の必要はないが，認知機能が低下している場合は，何らかの退院調整が必要になる。その際，看護師として注意しなければならないのは，高齢者と家族が退院後の生活に全く不安を抱いていない場合であっても，退院調整が必要な場合が多々あるということである。高齢者や家族がニーズを感じていない場合でも，医療・福祉専門職や社会側が認めるある一定の水準に対して，何らかの乖離があるためニードとして認められる状態を normative need という。認知症の場合は，認知力低下のために高率に normative need の状態となる（小木曽 2010）。老老介護もあるが，近年では認認介護といって，介護者も認知症である場合もあり，そのような場合は他の家族への状況説明も重要となる。独居や高齢者世帯で，親戚などとの交流がない場合には，公的な社会資源との連携が重要になる。

　医療ソーシャルワーカー（Medical Social Worker，以下 MSW）とは，主に医療機関において，高齢者が，地域で自立した生活を送ることができるよう，社会福祉の立場から，高齢者や家族の抱える心理的・社会的な問題の解決・調整を援助し，社会復帰の促進を図る専門職である。退院支援や退院調整では生活保護も視野に入れ保健・医療・福祉制度からのアプローチを担当することが多い。実際のケアという側面では，プライマリーナース（入院から退院まで一貫して担当する看護師）や退院調整看護師などがシームレスケアの実践を担うこととなる。認知症高齢者の場合は，入院の原因となった主疾患の治療が退院後も継続されるのみならず，認知症が生活全体に影響を及ぼし，介護が継続して必要となる。そのためには，従来の退院支援の枠組みを超えて，認知症高齢者をさまざまな方面から支援していく退院支援が求められる。

　退院支援看護師には，以下の能力が必要となる。

① 対象者を生活者として捉える能力

② 対象者の意志決定支援

③ 対象者のセルフケア能力と自己管理能力の維持・促進を支援する能力

④ 対象者を家族・キーパーソンも含めて支援する能力

⑤ 対象者の希望を軸として多職種連携と協働する能力

⑥ 社会資源と次の療養場への移行に関する調整能力

第2節　シームレスケアの3段階

1．入院（入所）時初期アセスメント（第1段階）

1）スクリーニング

　人的・物的資源も限られているため，退院支援・退院調整が必要な高齢者を入院後できるだけ早期に明らかにして，退院支援・退院調整を行う必要がある。入院期間の短縮化が強まっているため，第1段階のスクリーニングは，病棟のプライマリーナースが行うことが望ましい。リファレンスルート（退院支援・退院調整に繋がる方法）としては，高齢者や家族当事者から連絡があったり，医師や地域関係ルート（介護支援専門員）などの場合もあるが，高齢者の入院生活の状況を最もよく知るプライマリーナースがアセスメントすることにより，アウトリーチ型のシームレスケアに近づく。従来，退院支援や退院調整は高齢者や家族などの当事者の申請によってMSWが中心となって行っていた。現在も介護保険制度などさまざまな社会資源は，当事者が自ら声をあげないと使用できないという基本的な道筋がある。そのため，心身機能が低下しており社会資源の対象となるにもかかわらず，全くサービスを受けていないこともあり，その必要性を高齢者や家族が認識していない場合もある。ことに，認知症という疾患は家族にとっても受け入れがたく，日によって認知症の症状にばらつきがみられることも多く，その高齢者の最も身近な看護師でなければ，状況を正しくアセスメントできないという特性ももっている。

　シームレスケアが必要な対象はさまざまであり，その一例を下記に示す。なお，スクリーニングは，できるだけ入院早期に行うことが望ましい。

表2－1　該当する項目が1つでもあれば退院調整が必要

① 疾病に関すること	• 特定疾患治療研究の対象疾患 • 継続的な医療行為（在宅酸素・経管栄養・ストーマ・吸引など） • 継続した通院治療（透析・外来での化学療法など） • 継続した薬物治療（インスリンなど） • 継続した食事療法（糖尿病など） • 継続したリハビリテーション • 終末期
② 障害に関すること	• 身体障害者手帳を所有している場合 • 療育手帳（知的障害）を所有している場合 • 精神障害者保健福祉手帳を所有している場合 • 認知症と診断を受けている場合とそれに類似する場合
③ 日常生活に関すること	• ADL や IADL の低下があり，自立した日常生活が営めない場合（排泄・食事・入浴には必ず着目する）

④ 社会資源に関すること	・生活保護に関すること（受給者・無年金者）
	・高額療養費助成制度の対象者
	・医療費の滞納がある場合
	・介護保険に関すること（要介護者等・利用対象の場合）
	・自宅以外の転帰先
⑤ 家族の介護力	・介護者の健康上の問題（高齢・病弱・認知機能などの課題）
	・認知症に対する理解（受容状況・知識）
	・社会資源を活用する力
	・家族構成員の役割分担や役割を補う力
	・家族内の人間関係
	・住まいの環境状況
	・経済力

（摂食・嚥下障害は表の上部に「・摂食・嚥下障害」として記載）

それぞれの医療機関や病棟の特性によってスクリーニングシートが作成されているが，ここでは高齢者に対する入院初期のスクリーニングシートの一例を下記に示す。

表 2 − 2　入院初期のスクリーニングシート

氏名	男　女	歳	介護度	要支援・要介護（　）・無
入院（転棟）となった日 　　年　　月　　日	治療計画			
入院となった主疾患：				
既往歴：				
退院時予測される医療処置： 　1．自己注射（インスリン注射など）　　2．透析（血液透析や腹膜還流など） 　3．中心静脈栄養　　　　　　　　　　　4．自己導尿や膀胱留置 　5．酸素吸入療法や人工呼吸器療法　　　6．経管栄養（胃ろうや腸ろうなど） 　7．気管切開の処置　　　　　　　　　　8．痰吸引 　9．ストーマ（人工肛門や人工膀胱など）10．褥瘡などの処置 11．その他（　　　　　　　　　　　　　　　　　　　　　　　　　　　　　）				
本人の退院先に対する思い： 　自宅・他の病院・療養型病床・介護老人保健施設・特別養護老人ホーム・有料老人ホーム・介護医療院 　その他（　　　　　　　　　）				
家族の退院先に対する思い： 　自宅・他の病院・療養型病床・介護老人保健施設・特別養護老人ホーム・有料老人ホーム・介護医療院 　その他（　　　　　　　　　）				
入院前の住まい 　自宅・他の病院・療養型病床・介護老人保健施設・特別養護老人ホーム・有料老人ホーム・介護医療院 　その他（　　　　　　　　　）				

家族構成： 　独居・高齢者世帯・3 世代世帯 　その他（　　　　　　　　　　）	家族の介護力 　良好・まあまあ良好・普通・やや不良・不良

認知機能　　　診断有　　　　診断無

認知症高齢者の日常生活自立度判定基準：Ⅰ・Ⅱa・Ⅱb・Ⅲa・Ⅲb・Ⅳ・M

HDS-R（改訂長谷川式簡易知能評価スケール）：　　　点

BPSD（Behavioral and Psychological Symptoms of Dementia）に関すること：

ADL と IADL

日常生活自立度（寝たきり度）：　J1・J2・A1・A2・B1・B2・C1・C2

ADL-20の評価項目と判定基準

1　基本的 ADL———起居移動（BADLm）	①（ベッド上）寝返り ②床からの立ち上がり・腰下ろし ③室内歩行（10mを目安とする） ④階段昇降（1階分を目安とする） ⑤戸外歩行	
2　基本的 ADL———身のまわり動作（BADLs）	⑥食事 ⑦更衣 ⑧トイレ ⑨入浴 ⑩整容 ⑪口腔衛生	
3　手段的 ADL（IADL）	⑫食事の準備 ⑬熱源の取り扱い ⑭財産管理 ⑮電話 ⑯自分の薬の管理 ⑰買い物 ⑱外出	
4　コミュニケーション ADL（CADL）	⑲意思の伝達 ⑳情報の理解	

注釈：日常生活動作・活動に関する判断基準
1）実用的時間内にできるか，できないかの判定を原則とする
2）本人，同居家族あるいは介護者より面接聴取し，内容的には日常観察に基づき判定し，直接テストを施行しなくとも良い
3）ADL 能力判定基準の原則
　　3：完全自立，補助用具不要
　　2：補助具（杖，手すり，自助具）を利用して自立，監視不要
　　1：他者の監視下，または部分的介助を必要とする
　　0：他者の全面介助による

特記事項

出所）小澤利男ら編『高齢者の生活機能評価ガイド』医歯薬出版，2006，p.27より引用

2）過去（入院前）・現在・未来（退院後）の時間軸をもった情報収集

　看護を展開する上で，高齢者の情報を得る際には，今の状況に主眼を置きがちであるが，シームレスケアの実践においては，過去（入院前）・現在・未来（退院後）の時間軸をもつことが求められる。情報を得る際にはそれらの時間軸での推移の状況も必要であり，高齢者・家族の生活を包括的に捉えることが重要となる。高齢者に対するシームレスケアのための情報収集の枠組みとしては，ICF を活用することが求められる。

3）退院支援

　スクリーニングにより，支援が必要か否かを明らかにする最初の段階である。その後，退院支援を行う際には下記に示すことを確認し課題を明らかにすることが必要になる。退院支援は入院前の高齢者の生活状況を鑑み，高齢者や家族の思いや希望を踏まえて，退院後の未来に向かってのケアの方向性を高齢者・家族とともに考え，実現可能なケアの方向性を見つけ出していくプロセスである。高齢者や家族が語る内容だけでなく，専門職として生活機能を包括的に捉えていくことが重要である。

表2－3　高齢者と家族の意向を把握する

主な内容	確認すること
入院となった疾患及び既往歴に対する病状の認識	主疾患や既往歴の今後予測される病状についての理解度（高齢者と家族の認識の違いはないか）
入院中の ADL と退院後の想定される ADL（食事・排泄・入浴）	入院中の生活様式と退院後の生活様式が異なるため，自宅の構造などの情報を収集する。また，入院まではどのような生活を送っていたのか，情報収集をする
継続される治療に対する理解	今後の治療についての理解度（高齢者と家族の認識の違いはないか）
認知症を抱えてどのように生活してきたか。今後はどのように生活したいか	認知症に起因する日常生活の困難（高齢者と家族の認識の違いはないか）。どのようなことは自分でできて，どのようなことは介助が必要なのか
高齢者が望む退院先と家族が望む退院先	医療者側が考える退院先と異なる場合もあり，その認識のずれはどこから生じているのかを明らかにしていくことが重要である。病状の理解がされていないことも多々ある。高齢者の意向に沿うためにも，家族の介護力をアセスメントし，どのような社会資源があればよいかを導き出す
社会資源の活用の意向	高齢者・家族が社会資源を知らない場合も多く，利用可能な社会資源の情報提供を行う

　高齢者本人や家族が在宅での生活を望んでいても，想定される ADL の状態では，何らかの介入が必要な場合もある。そのため，事前に高齢者や家族から情報を収集し，療養の方向性を決定する時の参考にすることが望ましい。

表 2 - 4　　家屋評価の指標

トイレ	・居室からの距離（移動環境） ・戸（ドア）の種類 ・段差 ・便座の種類（和式・洋式） ・温水洗浄便座の有無 ・広さ ・手すり
浴室	・居室からの距離（移動環境） ・戸（ドア）の種類 ・段差 ・浴槽の種類（深さや広さなど，浴槽への出入りの方法） ・浴室の広さ（洗い場のスペース） ・椅子の種類 ・手すり
食堂	・居室からの距離（移動環境） ・広さ ・食卓の種類
廊下	・手すり ・広さ
居室	・どこの階なのか ・広さとベッドや家具などの配置 ・居室から生活空間への移動環境
屋外アクセス	・居室から玄関，玄関から室外への障害物（段差など）

　自宅の家屋の構造を踏まえた上で，日常生活が自力で行えるのか，あるいは福祉用具や住宅改修が必要なのかを事前にシミュレーションすることが望ましい。生活する上で不都合なことをすべて解消できないことも多く，その際には自宅へ戻ることも困難になる場合がある。高齢者向け施設を以下に示す。

表 2 - 5　　高齢者の生活の場（介護保険上の施設も含む）

名称	対象者	概要
指定介護老人福祉施設 （特別養護老人ホーム）	要介護 3 以上が原則	常時介護が必要であり，家庭での生活が困難な場合
介護老人保健施設	要介護 1 以上	病状が安定し，リハビリを中心とする医療的ケアと介護が必要な場合
介護医療院	要介護 1 以上	長期にわたり療養が必要である者に対し，療養上の管理，看護，医学的管理の下における介護および機能訓練，などが必要な場合
認知症対応型共同生活介護（グループホーム）	認知症であり，要支援 2 以上	少人数で，生活支援を受けながら共同生活を送る
健康型有料老人ホーム	自立している人	生活支援サービス（買い物・食事など）を受けられる
介護付き有料老人ホーム	ホームによる	生活支援サービスと介護サービスが受けられる（介護サービスは委託先の事業者の場合もある）
住宅型有料老人ホーム	ホームによる	生活支援サービスと外部の介護サービスが受けられる

軽費老人ホーム（ケアハウス）	60歳以上で身体機能の低下がある場合	低額で生活支援サービスを受けられる
養護老人ホーム	65歳以上で，環境上・経済上の理由により在宅での生活が困難な場合	行政措置により入所
サービス付き高齢者向け住宅	高齢者世帯	バリアフリー住宅 安否確認や生活相談を受けられる
シルバーハウジング	高齢者世帯	高齢者向けの公的賃貸住宅 安否確認や生活相談を受けられる
小規模多機能型居宅介護	要支援1以上	施設への「通い」を中心として，短期間の「宿泊」や利用者の自宅への「訪問」を組み合わせ，日常生活上の支援や機能訓練を行う
複合型サービス（看護小規模多機能型居宅介護）	要介護1以上	施設への「通い」を中心として，短期間の「宿泊」や利用者の自宅への「訪問（介護）」に加えて，看護師等による「訪問（看護）」を行う
短期入所療養介護（ショートステイ）	要支援1以上	介護老人保健施設に短期間入所できる
短期入所生活介護（ショートステイ）	要支援1以上	指定介護老人福祉施設（特別養護老人ホーム）に短期間入所できる

出所）厚生労働省「介護事業所・生活関連情報検索」2023を参考に作成

2．退院（退所）に関わる課題の明確化と目標の共有化（第2段階）

　入院により生活機能が低下し，介護が必要になる場合や，入院による認知症の進行など，さまざまな事由で，退院調整が必要になる。退院したその日から介護サービスが必要な場合も多く，医療機関だけではなく，地域の多職種との退院前カンファレンスなどが重要となる。第1段階で，退院後どのような場所で過ごすのか方向性が定められるが，ここでは在宅へ転帰する場合に着目する。第2段階では，具体的な退院調整を実施し，高齢者と家族が退院後の生活をイメージでき，予測される課題に対してその対応方法を行えるレベルまでの調整が必要になる。

1）高齢者と家族の意向を確認する

　第1段階で療養の方向性を決定していても，高齢者と家族は気持ちのゆらぎが生じる。特に家族は，自宅へ戻ることは難しいのではと思うことも多々ある。現在のADLや認知力を総合的に判断し，高齢者や家族の思いを大切にしていくことが重要である。介護が必要な場合は介護保険制度で活用できるサービスなどを紹介する。不安が強い場合は，退院前に外出や外泊などを行うことで，具体的な課題が見つかり，それに対応する方法をあらかじめ考える。

2）退院計画立案

　介護保険を使用している場合は，介護支援専門員からの情報も参考にして，退院までの課題，目標設定，退院後の介護サービスなども含めて，シームレスケアが実践できるよう計画立案する。高齢者と家族を中心に，プライマリーナース・地域連携の職員・介護支援専門員などさまざまな職種が同じ方向をもつためにも非常に役立つ。

表 2 − 6　退院支援計画

| 氏名 | | 男　女 | 歳 | 介護者　有（ | ）・無 |

入院となった主疾患と療養に影響を及ぼす既往歴：

退院による問題点や課題
□退院先（高齢者と家族の意見の相違・理由　　　　　　　　　　　　　　　　　　）
□介護のこと　　□病状の不安　　□医療処置　　□経済面　　□家族
□その他（　　　　　　　　　　　　　　　　　　　　　　　　　　　　　　　　）

高齢者が希望する退院先
□自宅（　　　　　　　　　　　　　　　　　　　　　　　　　　　　　　　　　）
□転院（　　　　　　　　　　　　　　　）　□特別養護老人ホーム　　□介護老人保健施設
□有料老人ホーム　　　□グループホーム　　□ショートステイ（生活・療養）
□その他（　　　　　　　　　　　　　　　　　　　　　　　　　　　　　　　　）

家族が希望する退院先
□自宅（　　　　　　　　　　　　　　　　　　　　　　　　　　　　　　　　　）
□転院（　　　　　　　　　　　　　　　）　□特別養護老人ホーム　　□介護老人保健施設
□有料老人ホーム　　　□グループホーム　　□ショートステイ（生活・療養）
□その他（　　　　　　　　　　　　　　　　　　　　　　　　　　　　　　　　）

医療の状況			
	入院前の状況	**現在の状況**	**退院後に目指す状況**
内服管理	□本人　□家族　□他	□本人　□家族　□他	
食事療法	□本人　□家族　□他	□本人　□家族　□他	
経管栄養	□本人　□家族　□他	□本人　□家族　□他	
痰吸引	□本人　□家族　□他	□本人　□家族　□他	
その他 （　　　）	□本人　□家族　□他	□本人　□家族　□他	

生活状況			
	入院前の状況	**現在の状況**	**退院後に目指す状況**
認知 意思の伝達	□問題なし □やや困難　□困難	□問題なし □やや困難　□困難	
情報の理解	□問題なし □やや困難　□困難	□問題なし □やや困難　□困難	
精神状態	□幻聴・幻覚 □妄想 □昼夜逆転	□幻聴・幻覚 □妄想 □昼夜逆転	
BPSD	□易怒・興奮 □拒薬・拒食・拒否 □暴力（行動的攻撃） □不潔行為	□易怒・興奮 □拒薬・拒食・拒否 □暴力（行動的攻撃） □不潔行為	
その他			
食事 買い物・調理	□可能　□不可 □介助（　　　　　）	□可能　□不可 □介助（　　　　　）	
配膳・下膳・片付け	□可能　□不可 □介助（　　　　　）	□可能　□不可 □介助（　　　　　）	
食事摂取	□自立　□見守り □一部介助　□全介助	□自立　□見守り □一部介助　□全介助	

排泄 排泄場所	□トイレ □ポータブルトイレ □ベッド上	□トイレ □ポータブルトイレ □ベッド上	
排泄用具	□なし　□パッド □オムツ（　　　　　） □尿器　□カテーテル □自動排泄処理機	□なし　□パッド □オムツ（　　　　　） □尿器　□カテーテル □自動排泄処理機	
排泄行為	□自立　□見守り □一部介助　□全介助	□自立　□見守り □一部介助　□全介助	
清潔 入浴場所	□自宅 □施設（　　　　　）	□自宅 □施設（　　　　　）	
入浴行為	□自立　□見守り □一部介助　□全介助	□自立　□見守り □一部介助　□全介助	
口腔ケア	□自立　□見守り □一部介助　□全介助	□自立　□見守り □一部介助　□全介助	
更衣行為	□自立　□見守り □一部介助　□全介助	□自立　□見守り □一部介助　□全介助	
掃除	□自立　□見守り □一部介助　□全介助	□自立　□見守り □一部介助　□全介助	
洗濯	□自立　□見守り □一部介助　□全介助	□自立　□見守り □一部介助　□全介助	
移動 起き上がり	□自立　□見守り □一部介助　□全介助	□自立　□見守り □一部介助　□全介助	
立ち上がり	□自立　□見守り □一部介助　□全介助	□自立　□見守り □一部介助　□全介助	
移乗方法	□独歩　□杖歩行 □伝い歩き　□歩行器 □車いす　□そのほか	□独歩　□杖歩行 □伝い歩き　□歩行器 □車いす　□そのほか	
移乗行為	□自立　□見守り □一部介助　□全介助	□自立　□見守り □一部介助　□全介助	

経済状況			
	入院前の状況	**現在の状況**	**退院後に目指す状況**
経済的問題	□問題なし □やや困難　□困難	□問題なし □やや困難　□困難	
生活保護	□あり　□なし	□あり　□なし	
介護認定	□あり（支援1・2 介護1・2・3・4・5） □申請中 □なし	□あり（支援1・2 介護1・2・3・4・5） □申請中 □なし	
障害者手帳	□肢体（　　　級） □療育（　　　級） □精神（　　　級） □なし	□肢体（　　　級） □療育（　　　級） □精神（　　　級） □なし	

退院後の社会資源（自宅の場合）
□訪問介護　□訪問看護　□訪問入浴　□訪問リハビリ　□デイサービス　□デイケア
□療養通所介護　□認知症対応型通所介護
□福祉用具貸与（　　　　　　　　）　□特定福祉用具販売（　　　　　　　）　□住宅改修（　　　　　）

表2−7　介護保険制度による主な在宅サービス

種類	対象者	内容
訪問介護	要支援1以上	訪問介護員（ホームヘルパー）による，食事・排泄・入浴などの介護（身体介護）や，掃除・洗濯・買い物・調理などの生活の支援（生活援助）
訪問看護	要支援1以上	看護師などが疾患のある利用者の自宅を訪問し，主治医の指示に基づいて療養上の世話や診療の補助を行う
訪問入浴	要支援1以上	看護職員と介護職員が利用者の自宅を訪問し，持参した浴槽による入浴の介護
訪問リハビリ	要支援1以上	理学療法士，作業療法士，言語聴覚士などが利用者の自宅を訪問し，心身機能の維持回復や日常生活の自立に向けたリハビリテーションを行う
夜間対応型訪問介護	要支援1以上	夜間帯に訪問介護員（ホームヘルパー）が利用者の自宅を訪問する．「定期巡回」と「随時対応」の2種類ある
定期巡回・随時対応型訪問介護看護	要支援1以上	定期的な巡回や随時通報への対応など，利用者の心身の状況に応じて，24時間365日必要なサービスを必要なタイミングで柔軟に提供
通所介護（デイサービス）	要支援1以上	食事や入浴などの日常生活上の支援や，生活機能向上のための機能訓練や口腔機能向上サービスなどを日帰りで提供
通所リハビリ（デイケア）	要支援1以上	通所リハビリテーションの施設（老人保健施設，病院，診療所など）に通い，食事や入浴などの日常生活上の支援や，生活機能向上のための機能訓練や口腔機能向上サービスなどを日帰りで提供
療養通所介護	要介護1以上	常に看護師による観察を必要とする難病，認知症，脳血管疾患後遺症等の重度要介護者又はがん末期高齢者を対象にした通所型のサービス
認知症対応型通所介護	要支援1以上	認知症の利用者を対象にした専門的なケアを提供する通所型のサービス
福祉用具貸与	要支援1以上	利用者の心身の状況，希望及びその生活環境等をふまえ，適切な福祉用具を選ぶための援助・取り付け・調整などを行い，福祉用具を貸与
特定福祉用具販売	要支援1以上	入浴や排泄に用いる，貸与になじまない福祉用具を販売（自動排泄処理装置の交換可能部品など）
住宅改修	要支援1以上	利用者の生活状況に合わせ，工事を伴う住宅の改修

出所）厚生労働省「介護事業所・生活関連情報検索」2023を参考に作成

3．退院（退所）後の継続した支援へ繋ぐ（第3段階）

　高齢者にとっては，入院生活から住み慣れた自宅であってもまた施設へ住まいの場を変えることは，大きなストレスとなり，認知症では生活環境の変化によって，BPSDを招くこともある。シームレスケアの実践のためにも，退院後の高齢者と家族の生活状況を評価し，必要な支

援があれば，調整をしていくことも必要となる。地域で高齢者が暮らすためには，さまざまな専門職の支援が重要となる。

1）多職種によるカンファレンス（情報共有）

　シームレスケアの実践のためには，高齢者と家族を中心とした多職種による退院前のカンファレンスが重要となる。高齢者の転帰先の状況に応じて，高齢者と家族に関わる職種が集まり，安心して穏やかな生活を営めるように，情報の共有と具体的な支援内容を調整する。退院前カンファレンスを実施する際に，高齢者や家族の情報をもっとも認識しているのはプライマリーナースであるため，開催する時期や関連するであろう他機関とカンファレンス構成員選出などにおいても，中心となる役割を担う。その事前の情報として，高齢者と家族の意向を基に立案される退院に対する計画で，シームレスな療養生活の方向性を明らかにしておくことが重要となる。

表2－8　退院へ向けての多職種によるカンファレンスの例（介護保険制度を利用する在宅の場合）

参加者	高齢者・家族：高齢者や家族（主介護者及びキーパーソン　※主介護者とキーパーソンが異なる場合はその両者の出席が望ましい） 病院：医師，病棟看護師（プライマリーナースが望ましい），退院調整看護師（地域連携室など），MSW，理学療法士，作業療法士，薬剤師，栄養士，など 地域：介護支援専門員，かかりつけ医（看護師も），訪問看護師，地域包括支援センターの職員，デイケア職員，住宅改修・福祉用具のレンタルなどの業者
内容	1）出席者の紹介 2）入院時の主な病状の経過 3）現在の日常生活の自立度と必要な支援内容 4）病状・予後についての説明と支援対象者・家族の理解 5）在宅療養の方針やリハビリテーションの方針 6）退院後の受診先（または訪問診療医） 7）在宅療養の方針やリハビリテーションの方針 8）在宅での薬剤管理・服薬指導 9）家族への医療処置，介護方法の指導状況及び家族の習得状況 10）今後の課題 11）在宅療養におけるリスクと予防策，対応策 12）緊急時の体制＊ 13）在宅生活の目標となる必要なサービス 14）（必要に応じて）在宅の限界点（再入院または施設入所を検討する状況） 15）病院スタッフへの質問 16）在宅生活を支えるスタッフへの質問 　＊退院前に，緊急連絡先・連絡方法・移送方法などを，支援対象者・家族・在宅生活を支えるスタッフ間で確認し，連絡先一覧を共有しておくことも重要（緊急時として，容態の急変，家族の健康上の問題，医療機器のトラブル，災害時などが想定される）
記録	カンファレンスで話し合われた内容については，記録を作成し，高齢者・家族を含めて関連する機関に配布し，共有化を図る。なお，この記録に基づいて，退院後のモニタリングも行う（カンファレンスでの方向性の検証，シームレスケアの実践の評価）

出所）福岡市「退院時連携の基本的な進め方の手引き」2015を一部修正して引用

表2−9　カンファレンスの記録

院内	担当医（診療科　　　　　　　　氏名	）
	病棟看護師（氏名	）
	リハビリ（氏名	）
	ＭＳＷ（氏名	）
	（職種　　　　　　　　氏名	）

本人・家族の希望や不安

希望や不安	

退院後の療養生活に係わる注意点・確認事項・課題

食事（	）
排泄（	）
清潔（	）
服薬（	）
住居環境（	）
福祉用具等利用（	）
移動・動作（	）
医療処置と急変時の対応（	）
外来受診（受診先と頻度	）
家族・介護者（	）
関係機関の役割確認（	）
その他（	）

院外	かかりつけ医（医療機関名	氏名	）
	かかりつけ歯科医（医療機関名	氏名	）
	訪問薬剤師（薬局名	氏名	）
	訪問看護ステーション（ステーション名	氏名	）
	（ステーション名	氏名	）
	ケアマネジャー（事業所名	氏名	）
	職種　　　　　　　事業所名	氏名	
	職種　　　　　　　事業所名	氏名	

本人・家族	氏名	続柄　本人	氏名	続柄
	氏名	続柄	氏名	続柄
	氏名	続柄	氏名	続柄

＊キーパーソンには印をつける。
出所）東京都福祉保健局「東京都退院支援マニュアル平成28年3月改訂版」2016を一部修正して引用

2）退院後へ向けてケアを繋ぐ

　高齢者と家族が安心して退院後の生活を送るためには，入院中に実施されていたケアを繋ぐことが必要であり，その実際の要はプライマリーナースである。従来も経管栄養や在宅酸素療法などの医療的ケアが必要な高齢者に対しては，訪問看護や転帰先の医療機関や施設の看護師との連携を行っていたが，認知症である場合も，日常生活に着目したシームレスケアの実践をめざし，互いにケアの方針やその方法について話し合う機会をもち，協働していくことが求められる。

　認知症である場合は，自分自身のニーズを言葉として他者へ伝えにくく，BPSDはケアする側がどのように関わるのかということに左右される。たとえ住み慣れた我が家であっても，療養の場が変わるということは，大きな環境変化であり，ストレスを受けることになる。そのため，人的環境を整えていく手だてを最大限尽くさなければならない。シームレスケアにおいては，地域への情報提供は重要であり，その情報を基に介護サービスの内容も検討されることが望ましい。

☆**訪問看護**：プライマリーナース一人が，訪問看護が必要かどうかの判断をするのではないが，入院中の高齢者の状況をもっともよく認識している医療専門職である。訪問看護の必要性があると判断される場合は，カンファレンスだけでなく，実際に入院中のケアの状況を把握してもらうなど情報を提供し，連携を密にすることが望ましい。

☆**かかりつけ医**：入院していた医療機関がかかりつけ医の場合もあるが，いずれにしても，退院後は，地域のかかりつけ医が継続的な医学的管理を行うことになる。退院時の回復のレベルや療養上課題になることを入院中に明らかにしておき，かかりつけ医・訪問看護だけでなく，高齢者や家族にも認識をしてもらい，療養生活に関わるさまざまな職種が共有することが重要となる。

☆**地域包括支援センター**：介護保険法で定められた，地域住民の保健・福祉・医療の向上，虐待防止，介護予防マネジメントなどを総合的に行う機関である。介護保険サービスを利用していない場合あるいは要支援の場合は，入院中から連携を図ることが望ましい。介護保険制度利用においては，要介護の方であっても困難事例への支援も行い，高齢者への総合相談窓口の機能もある。

☆**行　政**：介護保険制度をはじめ，医療費の公費負担や保健・医療・福祉サービスの多くが保健所や市町村が申請・相談の窓口になっている。その中で，保健所や市町村の保健師は，地域住民の健康の保持増進に対する支援のマネジメントを行う。

☆**介護支援専門員**：介護保険制度にて要介護である場合は，介護支援専門員がケアマネジメントを行い，ケアプランを作成する。入院から退院への移行をスムーズにするためには，医療機関に入院中から，退院調整にも加わっていくことが必要である。また，入院前か

　　ら介護保険制度を利用している場合もあり，入院中の状況をプライマリーナースととも

に，情報共有し，退院後の生活への移行をすすめていく必要がある。これらの実践が

シームレスケアとなる。認知症においては，日常生活の困難が，短時間の面会では把握

できないことも多く，ベッドサイドに一番近いプライマリーの看護師と介護支援専門員

の連携が要となる。

表2−10　地域への情報提供シート（看護サマリーシート）

退院時に必要な情報

1．氏名　　　　　　　　　　男・女　　　　　　生年月日（年齢　　　）
2．住所（現住所と訪問先が異なる場合，明記する）　　　連絡先
3．病名　　　　　　　　　　　　　　既往症
4．今回の入院に至った病状と入院における病状経過（治療経過）
5．今後の方針（医師からの説明内容，告知の有無含む）
6．医師の説明に対する受けとめや病気の理解 　　本人：　　　　　　　　　　　　　　家族：
7．希望する最期の場所 　　本人：　　　　　　　　　　　　　　家族：
8．入院前の状況と変化した点　（入院前　　　⇒現在　　　　） 　　・自立度　　　　　　・認知度
9．継続する課題 　（1）身体機能障害（麻痺，拘縮，言語，視覚，聴覚，嚥下，他） 　（2）認知障害，意思の疎通 　（3）感染症，アレルギー，禁忌 　（4）栄養状態，嚥下機能，食事・水分制限の有無，体重の増減，歯・口腔の状態 　（5）皮膚の状況（スキントラブル，褥瘡など） 　（6）排便コントロール（摘便の要否，最終排便日など）
10．家庭環境 　（1）介護状況：・単身，介護者，介護協力者，キーパーソン　・介護力，介護可能な時間 　（2）家屋環境：・戸建，集合住宅　・エレベーターの有無　・トイレ　・ベッド　・手すり
11．ADL・IADL及びセルフケア能力：自立か，要介助かを明記 　（1）ADL：食事，排泄（トイレ，Pトイレ，オムツ），保清（入浴，シャワー浴，清拭），寝返り， 　　　　座位，立位，歩行，移乗・移動 　（2）IADL：家事，意欲，金銭管理など 　（3）内服の管理能力（具体的に確認する） 　（4）リハビリの状況と目標や考慮すべきこと（杖や補装具の使用など） 　（5）介護者による介護方法の達成状況
12．継続する医療及び医療処置 　（1）経管栄養（胃ろう・腸ろう・食道ろう・経鼻，栄養剤，量，注入時間，注入方法，カテーテ 　　　ルの種類やサイズ） 　　　HPN（輸液内容，量，間歇か持続か，ポンプメーカー） 　　　点滴（末梢，CV，CVポート，内容，量） 　　　インスリン注射（薬剤名，量，時間，BS値） 　　　尿留置カテーテル（経尿道・膀胱ろう・腎ろう，カテーテルの種類，サイズ，交換頻度と次回 　　　の交換日） 　　　ドレーン管理（挿入部，包交頻度，通常の排液量） 　　　疼痛管理（薬剤名，量，内服時間，貼付剤等交換時間，持続皮下注，レスキューの使用頻度） 　　　気管切開（永久気管孔，カニューレの種類，交換頻度） 　　　人工呼吸器（機種，設定，回路交換者）

　　　在宅酸素（流量，時間，機種，携帯ボンベの有無）
　　　ストマ，ウロストミー（部位，使用装具の詳細，交換頻度）
　　　透析（血液・腹膜，時間，透析液濃度，機器メーカー）
　　　褥瘡（部位，処置内容）
　　　吸引（吸引頻度）
（2）誰が医療管理を行うのか（誰に指導したか）
　　　どこまで指導できているか，その達成度はどうか
（3）今後の医療管理を担う所はどこか
　　・カテーテル交換等はどこの医療機関で行うか，次の交換予定日はいつか
　　・医療材料，衛生材料の準備，手配状況
　　・在宅療養指導管理料は，どこの医療機関が算定か，訪問看護指示書との関係はどうか

13．今後の医療的サポートについて
　　・病院受診時の科と主治医は誰か，退院後のフォロー窓口はどこか
　　・今後かかりつけ医に依頼するか，介入予定のかかりつけ医はどこか
　　・訪問看護ステーションはどこか
　　・病状急変時の受け入れ病院はどこか
　　・災害時に備えた対応

14．その他利用する必要性のあるサポート
　　　リハビリテーション，薬局，訪問介護，福祉用具など

15．保険，公費情報
　　　要介護度，難病，身体障害，生活保護など

出所）東京都福祉保健局「東京都退院支援マニュアル平成28年3月改訂版」2016を一部修正して引用

3）モニタリング

　退院調整を行い，高齢者は在宅での生活を再開するが，入院中には予期できなかった新たな課題が生じる場合もある。入院中はいつでも看護師が傍におり，不都合がある時にはすぐに手助けを求めることができたのであるが，在宅では，高齢者と家族は心細さを感じることもある。

　地域医療連携室や地域包括ケア病棟などでは退院調整看護師が配置されているが，そうでない場合は病棟のプライマリーナースが退院数日後に，生活状況をモニタリングする。モニタリングの実践方法は状況によって異なるが，高齢者や家族に直接電話をしたり，訪問看護師や介護支援専門員などから情報を得る場合もある。これらの情報はシームレスケアの評価にも役立つ。モニタリングは新たな課題が生じた場合には，速やかに対応できるということだけでなく，高齢者や家族が安心して在宅生活を送れるという効果も併せもつ。

　退院した高齢者が，再度入院することがないように，できるだけ在宅での生活が継続できるように，外来でのシームレスケアも重要となる。どのような医療的管理が必要であるかによって，受診の頻度は異なるが，退院後最初の受診では表2-11のようなモニタリングを実施する。特に，訪問看護を利用していない場合は，医療的管理が指導されたように実施できているかどうかを把握することは重要となる。また，生活機能・精神機能・認知機能を客観的にアセスメントし，必要な社会資源と結びつける役割も担う。高齢者と家族の不安が軽減されるように支援していくことが必要である。

表2−11　モニタリングの実際

氏名		男　　女	歳	介護者　有（	）・無

医療の状況

	退院時の状況	年　　月　　日 （1か月後）	年　　月　　日 （3か月後）
内服管理	□本人　□家族　□他	□本人　□家族　□他	□本人　□家族　□他
食事療法	□本人　□家族　□他	□本人　□家族　□他	□本人　□家族　□他
経管栄養	□本人　□家族　□他	□本人　□家族　□他	□本人　□家族　□他
痰吸引	□本人　□家族　□他	□本人　□家族　□他	□本人　□家族　□他
その他 （　　　　）	□本人　□家族　□他	□本人　□家族　□他	□本人　□家族　□他

生活状況

	退院時の状況	年　　月　　日 （1か月後）	年　　月　　日 （3か月後）
認知 意思の伝達	□問題なし □やや困難　□困難	□問題なし □やや困難　□困難	□問題なし □やや困難　□困難
情報の理解	□問題なし □やや困難　□困難	□問題なし □やや困難　□困難	□問題なし □やや困難　□困難
精神状態	□幻聴・幻覚 □妄想 □昼夜逆転	□幻聴・幻覚 □妄想 □昼夜逆転	□幻聴・幻覚 □妄想 □昼夜逆転
BPSD	□易怒・興奮 □拒薬・拒食・拒否 □暴力（行動的攻撃） □不潔行為	□易怒・興奮 □拒薬・拒食・拒否 □暴力（行動的攻撃） □不潔行為	□易怒・興奮 □拒薬・拒食・拒否 □暴力（行動的攻撃） □不潔行為
その他			
食事 買い物・調理	□可能　□不可 □介助（　　　　）	□可能　□不可 □介助（　　　　）	□可能　□不可 □介助（　　　　）
配膳・下膳・片付け	□可能　□不可 □介助（　　　　）	□可能　□不可 □介助（　　　　）	□可能　□不可 □介助（　　　　）
食事摂取	□自立　□見守り □一部介助　□全介助	□自立　□見守り □一部介助　□全介助	□自立　□見守り □一部介助　□全介助
排泄 排泄場所	□トイレ □ポータブルトイレ □ベッド上	□トイレ □ポータブルトイレ □ベッド上	□トイレ □ポータブルトイレ □ベッド上
排泄用具	□なし　□パッド □オムツ（　　　　） □尿器　□カテーテル □自動排泄処理機	□なし　□パッド □オムツ（　　　　） □尿器　□カテーテル □自動排泄処理機	□なし　□パッド □オムツ（　　　　） □尿器　□カテーテル □自動排泄処理機
排泄行為	□自立　□見守り □一部介助　□全介助	□自立　□見守り □一部介助　□全介助	□自立　□見守り □一部介助　□全介助
清潔 入浴場所	□自宅 □施設（　　　　）	□自宅 □施設（　　　　）	□自宅 □施設（　　　　）
入浴行為	□自立　□見守り □一部介助　□全介助	□自立　□見守り □一部介助　□全介助	□自立　□見守り □一部介助　□全介助

口腔ケア	□自立　□見守り □一部介助　□全介助	□自立　□見守り □一部介助　□全介助	□自立　□見守り □一部介助　□全介助
更衣行為	□自立　□見守り □一部介助　□全介助	□自立　□見守り □一部介助　□全介助	□自立　□見守り □一部介助　□全介助
掃除	□自立　□見守り □一部介助　□全介助	□自立　□見守り □一部介助　□全介助	□自立　□見守り □一部介助　□全介助
洗濯	□自立　□見守り □一部介助　□全介助	□自立　□見守り □一部介助　□全介助	□自立　□見守り □一部介助　□全介助
移動 起き上がり	□自立　□見守り □一部介助　□全介助	□自立　□見守り □一部介助　□全介助	□自立　□見守り □一部介助　□全介助
立ち上がり	□自立　□見守り □一部介助　□全介助	□自立　□見守り □一部介助　□全介助	□自立　□見守り □一部介助　□全介助
移乗方法	□独歩　□杖歩行 □伝い歩き　□歩行器 □車いす　□そのほか	□独歩　□杖歩行 □伝い歩き　□歩行器 □車いす　□そのほか	□独歩　□杖歩行 □伝い歩き　□歩行器 □車いす　□そのほか
移乗行為	□自立　□見守り □一部介助　□全介助	□自立　□見守り □一部介助　□全介助	□自立　□見守り □一部介助　□全介助

経済状況			
	退院時の状況	年　　月　　日 （1 か月後）	年　　月　　日 （3 か月後）
経済的問題	□問題なし □やや困難　□困難	□問題なし □やや困難　□困難	□問題なし □やや困難　□困難
生活保護	□あり　□なし	□あり　□なし	□あり　□なし
介護認定	□あり（支援 1・2 介護 1・2・3・4・5） □申請中 □なし	□あり（支援 1・2 介護 1・2・3・4・5） □申請中 □なし	□あり（支援 1・2 介護 1・2・3・4・5） □申請中 □なし
障害者手帳	□肢体（　　　　級） □療育（　　　　級） □精神（　　　　級） □なし	□肢体（　　　　級） □療育（　　　　級） □精神（　　　　級） □なし	□肢体（　　　　級） □療育（　　　　級） □精神（　　　　級） □なし
その他			

第 3 節　シームレスケアの実践力を育む

1．入院前からの介入

　生活する場が変わっても必要なケアが切れ目なく行われるシームレスケアが重要であり，その実践を後押しする入退院支援の加算の算定も手厚くなりつつある。しかし，その実践は萌芽的な段階であるため，指標を活用してすべての看護職のシームレスケアの実践力を高めていくことが求められる。木佐ら（2022）が開発した入退院支援業務を担う連携実務者向けの入退院支援業務教育プログラムは，院外訪問として，院外の施設訪問と退院後訪問を位置づけている。高齢者の退院後の生活状況を知ることにより，退院後の生活をイメージしやすくなり，入院早期からのシームレスケアの実践に資することにつながる。昨今の入院期間の短縮化に伴い，入院前の外来受診の段階から，あるいは入院間もない時期から退院に向けた支援が開始され，その患者の状況に応じた機能を有する医療機関への転院，あるいは施設や在宅生活へ円滑に移行することが求められる（萬谷ら 2022）。重視すべき点は，入院中に焦点をあてるのではなく，退院後の生活を視野に入れることである。

　松本ら（2022）は，看護師が認識する入院前からの退院支援効果として，「入院前支援を行うことで，スクリーニングが簡便になり実施対象者に必ず退院支援を行うことができる」ことや「休薬確認，事前の麻酔科診察，栄養相談などが入院前に確実に行えて，手術の延期や中止がなくなった」などを示している。入院前から関わることで，看護上の課題を明らかにすることもでき，早期介入を行うことを容易にすることから，今後も入院前からの支援の充実が求められる。

2．シームレスケアの課題

　平均寿命の延伸や高齢者単独世帯も増加傾向にある。高齢者自身も複数の疾患を有し，さらに認知機能の低下も併せ持っている場合も多い。高齢になると入院生活が不活発であるということだけで，主疾患の治癒がされても，生活機能の低下から支援が必要になる場合も多い。家族は，退院後，何かあってもすぐに対応できないことから老親の独居生活を不安に思い，「心配だから施設で暮らしてほしい」「病院からも施設を勧めてもらえないか」と施設意向を示す（前田 2019）。入院により生活機能が低下する高齢者が多いという現実もあるが，高齢者を取り巻く人々が独居生活の再開に歯止めをかけている状況もある。高齢者の思いを主軸に支援をすることが求められるのであるが，家族と高齢者の思いのずれの調整はさまざまな課題があり，両者の思いを活かしながら折り合いをつける難しさがある。介護者の不在は退院を阻害する要因として配慮する必要があるが，独居であるから元の生活の場の自宅へ転帰できないという短

絡的な考えに陥らない（小島ら 2022）ことが重要であり，多方面からのアセスメントを行い「自宅へ戻りたい」という高齢者の願いをかなえる支援が求められる。表2－12に独居高齢者に対する必要な支援を誤らないための5つの見極めを示す。

表2－12　独居高齢者に対する必要な支援を誤らないための5つの見極め

①	本人の力の見極め	入院中の高齢者はパワーレス状態であることが多く，高齢者のもてる力を見出し活用できるかどうか判断する
②	ご近「助」力の見極め	地域の民生委員，自治会，近隣住民などのインフォーマルサービスからの協力体制をアセスメントし，活用可能かどうかを判断する
③	サービスの見極め	要介護の場合は介護支援専門員と連携し，高齢者の性格や生活状況にあった介護サービスを選択し，介護事業所との連携を行う
④	経済状況の見極め	要介護度ごとの上限額以上のサービスが必要になることもあるため，高齢者本人の年金や預貯金，家族が援助できる金額を把握する
⑤	在宅の限界の見極め	病状悪化，ADL低下，認知機能の低下が想定される場合は，在宅生活の限界をどのレベルに設定するのかをあらかじめ，高齢者本人，家族，かかりつけ医などと話し合い共有をしておく

出所）前田小百合「独居高齢者の『自宅に退院したい』願いをかなえる」『医療と介護 Next』5（2），2019，pp.126-129を改変して引用

　どうすれば自宅での生活を再開できるのか，高齢者の思いを叶えるという方向性をもち看護を展開することが重要であるが，その実践を行うのはプライマリーナースであり，入退院支援専門看護師だけではない。そのため，すべての看護職の独居高齢者への退院支援の力を高めることが求められる。小島ら（2023）が開発した独居高齢患者の自宅退院に向けた退院支援看護実践尺度（DSN-AH：Discharge Support Nursing Practice Scale for Discharge of Elderly Patients Living Alone at Home）は，いくつかの研究（小島ら 2022；小木曽ら 2022）をもとに導き出された尺度である。「1：実践していない」，「2：あまり実践していない」，「3：どちらともいえない」，「4：まあ実践している」，「5：実践している」の5段階で評価する。尺度の信頼性としては，【独居高齢者の望みの把握と退院先決定支援】（a=.876），【退院に向けた入院中の生活支援】（a=.820），【高齢者にあった薬物療法支援】（a=.821），【社会資源活用につなげる情報提供】（a=.882），【退院に向けた個別支援】（a=.857）である。適合度を表す諸指標の値は，適合度指標（GFI：Goodness of Fit Index）=.742，自由度修正済み適合度指標（AGFI：Adjusted Goodness of Fit Index）=.696，比較適合度指標（CFI：Comparative Fit Index）=.852，平均二乗誤差平方根（RMSEA：Root Mean Square Error of Approximation）=.079，赤池情報量基準（AIC：Akaike's Information Criterion）=827.419であり，GFI ≧ AGFI であり，CFI は .800以上の値を確保できており，RMSEA は .100以下の基準を充たしている。なお，本尺度利用に際しては筆頭著者の小島愛子の許可も得ており，許諾の必要はない。

表 2 − 13　独居高齢患者の自宅退院に向けた退院支援看護実践尺度の質問項目

	【独居高齢者の望みの把握と退院先決定支援】
1	高齢者と家族の退院後の生活に対する思いを把握する
2	高齢者や家族の独居生活再開の決定に関する「ゆらぎ（迷い）」を支える
3	人生の最終段階を何処でどのように過ごしたいのか高齢者と家族と共に考える
4	高齢者自身が望む生活の場を選択することを支える
5	普段の会話の中からも病状に関する情報を捉えるように心がける
6	高齢者のノンバーバルサインによる意思表示からその思いを考える
7	家族が同席していない状況で高齢者の思いを確認する機会を設ける
8	独居の生活を再開したいという高齢者の思いを大切に関わる
9	介護保険を使用する場合は介護保険事業所などと入院中から情報を共有する
	【退院に向けた入院中の生活支援】
10	入院早期から，ベッドから離床して食事摂取ができるようにする
11	入院前の生活リズムを入院中も維持し，自宅での生活の再開を目指す
12	リハビリ内容を確認し，日常生活介助においても統一した方法で介助する
13	入院早期から，入院前と同じ排泄動作を維持する
14	機能性尿失禁を防ぐため，早めに排泄行動ができるように促す
15	高齢者の認知機能をアセスメントし，それに応じて看護を変化させる
16	歩行状態にあった歩行補助具（4点杖等）を入院中から用いる
	【高齢者にあった薬物療法支援】
17	高齢者の内服薬に対する理解を確認する
18	入院前の内服薬が，退院後も継続して必要な薬物療法であるか確認する
19	嚥下しにくい薬剤の形状変更等の検討を医師や薬剤師と相談する
20	高齢者に対する薬物療法等の治療の効果や副作用について判断できる
21	高齢者が培ってきた生活習慣を強みに変えるよう関わる
	【社会資源活用につなげる情報提供】
22	地域の民生委員に生活に関する相談ができることを説明する
23	地域包括支援センターなどの公的機関では，独居に関する困りごとが相談できることを説明する
24	受診などの外出に活用できる介護タクシーなどの社会資源を説明する
	【退院に向けた個別支援】
25	高齢者と家族のそれぞれの価値観を踏まえて実現可能な退院後の生活を導き出す
26	想定される日常生活動作に影響を及ぼす家屋の構造など物的環境を情報収集する
27	咀嚼嚥下機能や疾患に応じた食事が退院後も継続できるように社会資源を紹介する
28	近隣の人や友人などインフォーマルなサポートが活用できるか情報収集する
29	退院後の入浴の維持のため介護保険制度による具体的なサービスを説明する
30	継続したリハビリを実施するため，多職種連携し高齢者の意欲を支える

＜引用文献＞

福岡市「退院時連携の基本的な進め方の手引き」2015
　　http://www.city.fukuoka.lg.jp/data/open/cnt/3/48571/1/sintebiki.pdf（2023.11.6 閲覧）
一般看護師領域 キャリアレベル・ミドル（Ⅲ）退院支援看護師育成プログラム「希望を地域へつなぐ」
　　http://ai-ti-waza.tokudainurse.jp/data/news/achievement/2015/1_14247668760027.pdf（2023.11.6
　　閲覧）
木佐貴篤，山下美香子，壹岐由加利「入退院支援業務を担う連携実務者向けの入退院支援業務教育プ
　　ログラムの開発」『日本医療マネジメント学会雑誌』22（4），2022：199-202
小島愛子，小木曽加奈子「ADL の低下がある独居高齢者の自宅退院に向けた紙面事例展開における
　　アセスメント─看護学学士課程の統合実習における看護過程を用いて」『看護と福祉の研究誌』9，
　　2022：91-97
小島愛子，小木曽加奈子，田中千絵「独居高齢患者の自宅退院に向けた退院支援看護実践尺度の妥当
　　性と信頼性の検証─急性期病院の看護職に着目をして」『日本看護福祉学会誌』28（2），2023：43-52
厚生労働省「『国際生活機能分類─国際障害分類改訂版』（日本語版）の厚生労働省ホームページ掲載
　　について」2002
　　https://www.mhlw.go.jp/houdou/2002/08/h0805-1.html（2023.6.1 閲覧）
厚生労働省「地域包括ケアシステム」2016
　　https://www.mhlw.go.jp/stf/seisakunitsuite/bunya/hukushi_kaigo/kaigo_koureisha/chiiki-
　　houkatsu/（2023.6.1 閲覧）
厚生労働省「地域包括ケア病棟」2015
　　https://www.mhlw.go.jp/file/06-Seisakujouhou-12400000-Hokenkyoku/0000039380.pdf
　　（2023.6.1 閲覧）
厚生労働省「介護事業所・生活関連情報検索」2023
　　https://www.kaigokensaku.jp/publish/（2023.6.1 閲覧）
小木曽加奈子『医療職と福祉職のためのリスクマネジメント─介護・医療サービスの向上を視野に入
　　れて』学文社，2010：54
小木曽加奈子，田村偵章，橋川健祐「三重県の介護事業所における BPSD がある認知症高齢者の受
　　け入れと職務環境整備の関係」『中部社会福祉学研究』4，2013：1 − 10
小木曽加奈子，山下科子，佐藤八千子ら「AHP 理論に基づいた BPSD サポート尺度作成における検
　　討」『地域福祉サイエンス 1』2014：147 − 152
小澤利男ら編『高齢者の生活機能評価ガイド』医歯薬出版，2006：27
小木曽加奈子，小島愛子「ADL 低下がある独居高齢患者の自宅退院に向けた看護を構成する項目─
　　看護学教育モデル・コア・カリキュラムに基づいた検討」『看護と福祉の研究誌』9，2022：84-90
前田小百合「独居高齢者の『自宅に退院したい』願いをかなえる」『医療と介護 Next』5（2），
　　2019：126-129
萬谷和広，瀬田公一「患者・家族を支える入退院支援」『医療』76（3），2022：179-182
松本里加，谷山牧，保母恵「看護師が実施する入院前からの退院支援の現状と課題」『日本医療マネ
　　ジメント学会雑誌』23（1），2022：25-30
National Dementia Strategy, http://www.dh.gov.uk/en/SocialCare/NationalDementiaStrategy/ind
　　ex.htm（2023.6.1 閲覧）
東京都福祉保健局「東京都退院支援マニュアル平成28年 3 月改訂版」2016
　　http://www.fukushihoken.metro.tokyo.jp/iryo/sonota/zaitakuryouyou/taiinnshienn.files/taiinn1.
　　pdf（2023.11.6 閲覧）
宇都宮宏子，長江弘子，山田雅子ら『退院支援・退院調整ステップアップQ＆A』日本看護協会出版会，
　　2012：5

第3章

高齢者の日々の暮らしを守る

第1節　権利擁護

1．高齢社会における権利擁護

　自分で判断することや，自分の意志や権利を尊重することが困難な場合等に，その対象者の権利を擁護することをアドボカシー（advocacy），代弁者や擁護者となるものをアドボケイト（advocate）という。アドボカシーという言葉は高齢者に限らず使われる言葉である。しかし高齢社会においては，特に高齢者の尊厳が損なわれないよう，権利擁護する対策が必要となるため，高齢者に対する支援を行ううえで，アドボカシーという言葉は特に重要視される。例えば，認知症患者の場合，自分の置かれている状況を客観的に判断することが困難になる。入院したものの，退院後の生活はどうするのか，退院支援や退院調整はどのように行うのか。キーパーソンとなる家族がいない場合，誰が高齢者の尊厳を守るのか，高齢者のアドボカシーについて考える機会は多く存在する。

　内閣府の調査（2022）によると，65歳以上の高齢者の一人暮らしは年々増加しており，2040年には約900万人になると推計されている。推計からみると，高齢者の5人に1人が一人暮らしをしているということになる。また，同調査によると，高齢者のみの夫婦世帯も増加していることから，高齢者の単独世帯が増加している現状にある。そのため，入院した高齢者について，配偶者がいる場合でも，その配偶者は高齢であり，果たしてキーパーソンになることができるのか。また，配偶者がいない場合，キーパーソンは誰になるのか，迷うことが多い。認知症が進行しているからといって，その方の意思を考慮せずに生活を決めることはあってはならない。高齢者の単独世帯が増加する日本において，権利擁護に課題を抱える高齢者も増加すると考えられる。高齢者の入院生活において，看護職はその方の生活に深く関わることになるため，高齢者の権利について熟慮し，生活を支援しなければならない。

2．成年後見制度

　成年後見制度とは，知的障害や精神障害，認知症により判断能力が低下した人の生活を保護し，支援する制度である。高齢者の場合，認知症によって自分の財産を適切に管理できなくなることや，自分の身体の状態を保護できなくなることがある。例えば，認知症が進行すると，適切な判断ができず，悪質商法であっても契約してしまう恐れがある。そのような場合，法律

的に高齢者の権利を擁護するべく，この制度は適応される。厚生労働省（2022a, 2022b）の報告によると，成年後見制度の利用者は年々増加しており，2016年度には約20万人であったのが，2021年度には約24万人となっている。この制度を利用する者を男女別で年齢別にみると，65歳以上の男性は男性全体の約72.2％を，65歳以上の女性は女性全体の約86.1％を占めており，高齢者の割合が高いことが分かる。

　成年後見制度は法定後見制度と任意後見制度の2つに分けられる。法定後見制度とは，家庭裁判所によって成年後見人等（補助人・保佐人・成年後見人）が選ばれる制度である。任意後見制度とは，あらかじめ自分で後見人を選んでおき，自分で判断できなくなった時に，後見人に選んでもらう制度である。法定後見制度と任意後見制度の違いについて，表3－1に示す。

表3－1　法定後見制度と任意後見制度

	法定後見制度	任意後見制度
制度の概要	本人の判断能力が不十分になった後に，家庭裁判所によって選任された成年後見人等が本人を法律的に支援する制度	本人が十分な判断能力を有する時に，あらかじめ，任意後見人となる方や将来その方に委任する事務（本人の生活，療養看護及び財産管理に関する事務）の内容を定めておき，本人の判断能力が不十分になった後に，任意後見人がこれらの事務を本人に代わって行う制度
申立て手続き	家庭裁判所に後見等の開始の申立てを行うことが必要	1．本人と任意後見人となる方との間で，本人の生活，療養看護及び財産管理に関する事務について任意後見人に代理権を与える内容の契約（任意後見契約）を締結 →この契約は，公証人が作成する公正証書により締結することが必要 2．本人の判断能力が不十分になった後に，家庭裁判所に対し，任意後見監督人の選任の申立て
申立てをすることができる人	本人，配偶者，四親等内の親族，検察官，市町村長など	本人，配偶者，四親等内の親族，任意後見人となる方[1]
成年後見人等，任意後見人の権限	制度に応じて，一定の範囲内で代理したり，本人が締結した契約を取り消すことができる。	任意後見契約で定めた範囲内で代理することができるが，本人が締結した契約を取り消すことはできない。

※1　本人以外の方の申立てにより任意後見監督人の選任の審判をするには，本人の同意が必要となる。ただし，本人が意思を表示することができないときは必要ない。
出所）法務省「成年後見制度・成年後見登記制度 Q&A」2022より一部改変して引用

　法定後見制度には，本人の判断能力の程度に応じて，「補助」，「保佐」，「後見」の3つの種類（類型）が用意されている。家庭裁判所で「補助人」「保佐人」「成年後見人」として後見人を選任するのであるが，この3つの類型には権限に大きな違いがある。この違いについて，表

3 － 2 に示す。

表 3 － 2　「補助」，「保佐」，「後見」類型の主な違い

	補助類型	保佐類型	後見類型
対象となる人	重要な手続・契約の中で，ひとりで決めることに心配がある方	重要な手続・契約などを，ひとりで決めることが心配な方	多くの手続・契約などを，ひとりで決めることがむずかしい方
成年後見人等が同意又は取り消すことができる行為[注1]	申立てにより裁判所が定める行為[注2]	借金，相続の承認など，民法13条1項記載の行為のほか，申立てにより裁判所が定める行為	原則としてすべての法律行為
成年後見人等が代理することができる行為[注3]	申立てにより裁判所が定める行為		原則としてすべての法律行為
後見人	補助人	保佐人	成年後見人

注1　成年後見人等が取り消すことができる行為には，日常生活に関する行為（日用品の購入など）は含まれない。
注2　民法13条1項記載の行為（借金，相続の承認や放棄，訴訟行為，新築や増改築など）の一部に限る。
注3　本人の居住用不動産の処分については，家庭裁判所の許可が必要となる。
出所）厚生労働省「成年後見はやわかり」2019より引用

3．日常生活自立支援制度

　高齢者が日常生活をできる限り自立して行うことができるようにする制度のなかに，日常生活自立支援事業がある。1999年10月から「地域福祉権利擁護事業」として開始されたものが，2007年4月から「日常生活自立支援事業」に名称を変更した事業である。厚生労働省（2022c）によると，日常生活自立支援事業とは，認知症高齢者，知的障害者，精神障害者等のうち判断能力が不十分な方が地域において自立した生活が送れるよう，利用者との契約に基づき，福祉サービスの利用援助等を行うものをいう。

　実施するうえで主体となるのは都道府県・指定都市社会福祉協議会（窓口業務等は市町村の社会福祉協議会等で実施）である。

　対象者は，①判断能力が不十分な方（認知症高齢者，知的障害者，精神障害者等であって，日常生活を営むのに必要なサービスを利用するための情報の入手，理解，判断，意思表示を本人のみでは適切に行うことが困難な方），②本事業の契約の内容について判断し得る能力を有していると認められる方，①と②のいずれにも該当する者となっている。

　また，援助の内容には基準があり，①福祉サービスの利用援助，②苦情解決制度の利用援助，③住宅改造，居住家屋の貸借，日常生活上の消費契約及び住民票の届出等の行政手続きに関する援助等がある。さらに，①〜③の援助の内容にも基準があり，1．預金の払い戻し，預金の解約，預金の預け入れの手続き等利用者の日常生活費の管理（日常的金銭管理），2．定期的な

訪問による生活変化の察知がある。

4．権利擁護制度の課題

　日本は地域で一人暮らしをする高齢者が増加しており，今後も日常生活自立支援事業など独居構成者の生活を支援する制度の拡充が必要とされる現状にある。一方で，この制度には課題があることも報告されている。森（2022）は，日常生活自立支援事業から成年後見制度の利用への移行のタイミングの見極めが難しいと述べている。日常生活自立支援事業で行う支援には限りがあり，地域での生活が困難になった場合は施設への入居を検討していく必要がある。本人の意思を尊重しながら，どこまで自立を支援していくのか。生活の質を保つために，施設の入居を検討するタイミングはどのような時期なのか。個別性を踏まえながら関係者で検討を重ねる必要がある。

　また，成年後見制度についても，その利用が十分にされていない現状にある。日本では，このような現状に対し，成年後見制度の利用の促進に関する法律を2016年4月15日に公布，同年5月13日に施行した。厚生労働省は2018年4月より成年後見制度利用促進室を設置し，成年後見制度利用促進基本計画に基づき，これらの施策を総合的かつ計画的に推進している。さらに，成年後見人に家族が選定された場合，本人を代理して行う行為は業務となる。そのため，例えば，本人の貯金を本人以外の家族旅行や親族のお祝いなどに使用すると，罪に問われることになる。このように，家族が成年後見人になることを含めた成年後見制度のデメリットも多く存在しており，高齢者やその家族にとって利用しやすい制度にしていくことが，今後の課題である。

5．エイジズムに対する教育

　エイジズムはButlerにより，1969年に初めて提唱された。Butler（1969）はエイジズムを「高齢であることを理由とする系統的なステレオタイプ化と差別の過程」と定義した。エイジズムは年齢によって差別や偏見をすることを意味する。人によって価値観や生活様式はさまざまであり，それは高齢者においても同じである。加齢により認知機能は低下するが，90歳を過ぎても認知症にならない人もいる。認知症が診断されていないだけかと思い，実際に関わりをもっても，日常会話において認知機能の低下を感じさせない高齢者もおり，改めて個別性を考えることの大切さに気付かされる。高齢ドライバーの交通事故があるとニュースで大きく報道されるが，単に高齢者であることだけで運転免許の返納を勧めることは，エイジズムに該当する。高齢になるとさまざまな機能が低下するものの，高齢者に対して一方的にネガティブなイメージをもち，関わることがあってはならない。

　高野（2008）の報告によると，老人から世話を受けた経験のある学生のエイジズムが弱く，

なかでも嫌悪・差別と回避といった感情や態度が弱かったことが明らかになっている。核家族化が進んだ日本においては，看護学生である年代の者が高齢者と関わる機会自体が少ないため，エイジズムが強い学生が多いといえる。このような看護学生に対し，どのようにエイジズムを弱めていくのかが，看護教育課程において重要となる。急性期病棟においても高齢患者の受け入れは進んでおり，90歳を過ぎてもがんの治療を行う患者も多い。一般社団法人日本老年看護学会（2016）は認知症高齢者（患者）のケアに取り組みにくい要因の一つに，認知症に対する「恐い」「なりたくない」「治らない病気」「介護負担が大きい」というマイナスイメージを払拭できないことをあげている。また，イメージの問題だけでなく，患者である高齢者を「おじいちゃん」「おばあちゃん」などと呼んでしまうことはないだろうか。高齢者の尊厳を守る為には「○○さん」と名前で呼ぶことが適切である。このように，高齢者に対するエイジズムは看護学生のみならず臨床で働く看護師においても課題であり，エイジズムに対する教育が今後も必要とされる。

第 2 節　高齢者虐待

1. 高齢者虐待とは

「高齢者虐待の防止，高齢者の養護者に対する支援等に関する法律」（以下「高齢者虐待防止法」という）が，2006年 4 月 1 日に施行された。高齢者虐待防止法では，「高齢者」を65歳以上の者と定義している（第 2 条第 1 項）。ただし，65歳未満の者であっても養介護施設に入所する者や，その他養介護事業に係るサービスの提供を受ける障害者についても「高齢者」とみなして養介護施設従事者等による虐待に関する規定が適用される（第 2 条第 6 項）こととなっている（厚生労働省，2018c）。

高齢者虐待の定義は，高齢者処遇研究会では「親族など主として高齢者と何らかの人間関係のある者によって高齢者に加えられた行為で，高齢者の心身に深い傷を負わせ，高齢者の基本的人権を侵害し，時に犯罪上の行為」とされ，高齢アメリカ人法第144条では，「意図的な傷害の行使，不条理な拘束・脅迫，または残虐な罰を与えることによって身体的な傷・苦痛・または精神的な苦痛を被害者にもたらす行為」とされている。高齢者虐待防止法において高齢者虐待は表 3 － 3 のように定義されている（厚生労働省，2018c）。このように高齢者虐待は，高齢者の心身に著しい傷を負わせ，高齢者の人生に大きな影響を与えかねない人権を奪う行為である。人生の締めくくりを迎える高齢者に対しては，たいへん残虐な行為であり，犯罪として加害者は処罰の対象となる可能性もありうる。

高齢者虐待の相談・通報件数と虐待判断件数の推移を『養護者による高齢者虐待』と『養介護施設従事者等による高齢者虐待』別に調査した結果を図 3 － 1 に示した。養護者による高齢者虐待の相談・通報件数・虐待判断件数は，養介護施設従事者等による虐待の相談・通報件数・虐待判断件数に比べて，圧倒的に多い。これは，施設内虐待は家庭内虐待に比べて調査研究が遅れていることに要因があると言われている（日本高齢者虐待防止センター，2006）。今後，より実態に即した調査研究が実施されることが待たれる。

2. 高齢者虐待の種類

虐待は，身体的虐待，心理的虐待，性的虐待，経済的虐待，ネグレクト（放棄，放任）の 5 つに分類することができる。さらに，『高齢者虐待』は①養護者による高齢者虐待と，②養介護施設従事者等による高齢者虐待の観点から考えることができる（厚生労働省，2018c）。①養護者による高齢者虐待と，②養介護施設従事者等による高齢者虐待の 2 つの視点から，虐待の 5 分類，つまり身体的虐待，心理的虐待，性的虐待，経済的虐待，ネグレクト（放棄，放任）に関する具体的な内容と例を表 3 － 4 および表 3 － 5 に示す。

表3－3　狭義の高齢者虐待の定義

	高齢者虐待の内容
身体的虐待	高齢者の身体に外傷が生じ，又は生じるおそれのある暴行を加えること。
心理的虐待	高齢者に対する著しい暴言，又は著しく拒絶的な対応，その他の高齢者に著しい心理的外傷を与える言動を行うこと。
性的虐待	高齢者にわいせつな行為をすること，又は高齢者をしてわいせつな行為をさせること。
経済的虐待	高齢者の財産を不当に処分すること，その他当該高齢者から不当に財産上の利益を得ること。
ネグレクト（介護・世話の放棄・放任）	高齢者を衰弱させるような著しい減食，又は長時間の放置，養護者以外の同居人による虐待行為の放置など，養護を著しく怠ること。または，養護すべき職務上の義務を著しく怠ること。

出所）厚生労働省「市町村・都道府県における高齢者虐待への対応と養護者支援について」2018c をもとに作成

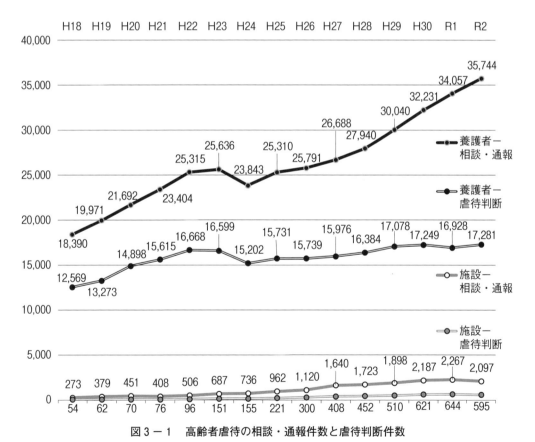

図3－1　高齢者虐待の相談・通報件数と虐待判断件数

出所）厚生労働省「令和2年度『高齢者虐待の防止，高齢者の養護者に対する支援等に関する法律』に基づく対応状況等に関する調査結果」2021をもとに作成

　特に「経済的虐待」は高齢者虐待や障害者虐待に出現する可能性の高い虐待の種類で，年金を取り上げる，年金の振込先を勝手に変更するなどがあげられる（日本高齢者虐待防止センター　2006）。

表3－4　養護者による高齢者虐待類型（例）

	養護者による高齢者虐待	具体的な例
身体的虐待	①暴力的行為で，痛みを与えたり，身体にあざや外傷を与える行為。 ②本人に向けられた危険な行為や身体に何らかの影響を与える行為。 ③本人の利益にならない強制による行為によって痛みを与えたり，代替方法があるにもかかわらず高齢者を乱暴に取り扱う行為。 ④外部との接触を意図的，継続的に遮断する行為。	①平手打ちをする，つねる，殴る，蹴る，やけど・打撲をさせる。 ②本人に向けて物を壊したり，投げつけたりする。 ③医学的判断に基づかない痛みを伴うようなリハビリを強要する。 ④身体を拘束し，自分で動くことを制限する（ベッドに縛り付ける，ベッドに柵を付ける，つなぎ服を着せる，意図的に薬を過剰に服用させて，動きを抑制する，など）
心理的虐待	①脅しや侮辱などの言語や威圧的な態度，無視，嫌がらせ等によって，精神的苦痛を与えること。	①老化現象やそれに伴う言動などを嘲笑したり，それを人前で話すなどにより，高齢者に恥をかかせる（排泄の失敗，食べこぼしなど）。
性的虐待	①本人との間で合意が形成されていない，あらゆる形態の性的な行為，又はその強要。	①排泄の失敗に対して懲罰的に下半身を裸にして放置する。
経済的虐待	①本人の合意なしに財産や金銭を使用し，本人の希望する金銭の使用を理由なく制限すること。	①日常生活に必要な金銭を渡さない，使わせない。
ネグレクト（介護・世話の放棄・放任）	①意図的であるか，結果的であるかを問わず，介護や生活の世話を行っている者が，その提供を放棄又は放任し，高齢者の生活環境や，高齢者自身の身体・精神的状態を悪化させること。 ②専門的診断や治療，ケアが必要にもかかわらず，高齢者が必要とする医療・介護保険サービスなどを，周囲が納得できる理由なく制限したり，使わせない，放置する。 ③同居人等による高齢者虐待と同様の行為を放置する。	①入浴しておらず異臭がする，髪や爪が伸び放題だったり，皮膚や衣服，寝具が汚れている。 ②虐待対応従事者が，医療機関への受診や専門的ケアが必要と説明しているにもかかわらず，無視する ③孫が高齢者に対して行う暴力や暴言行為を放置する。

出所）厚生労働省「市町村・都道府県における高齢者虐待への対応と養護者支援について」2018c をもとに作成

表 3 － 5　養介護事業者等による高齢者虐待類型（例）

	養介護事業者等による高齢者虐待	具体的な例
身体的虐待	①暴力的行為で，痛みを与えたり，身体にあざや外傷を与える行為。 ②本人の利益にならない強制による行為，代替方法を検討せずに高齢者を乱暴に扱う行為。 ③「緊急やむを得ない」場合以外の身体拘束・抑制。	①ぶつかって転ばせる。 ②医学的診断や介護サービス計画等に位置づけられていない，身体的苦痛や病状悪化を招く行為を強要する。
心理的虐待	①威嚇的な発言・態度。 ②侮辱的な発言・態度。 ③高齢者や家族の存在や行為を否定，無視するような発言・態度。 ④高齢者の意欲や自立心を低下させる行為。 ⑤心理的に高齢者を不当に孤立させる行為。 ⑥その他	①怒鳴る，罵る。 ②子ども扱いするような呼称で呼ぶ。 ③他の利用者に高齢者や家族の悪口等を言いふらす。 ④トイレを使用できるのに，職員の都合を優先し，本人の意思や状態を無視しておむつを使う。 ⑤本人の家族に伝えてほしいという訴えを理由なく無視して伝えない。 ⑥車椅子での移動介助の際に，速いスピードで走らせ恐怖感を与える。
性的虐待	①本人との間で合意が形成されていない，あらゆる形態の性的行為又はその強要。	①性器等に接触したり，キス，性的行為を強要する。
経済的虐待	①本人の合意なしに財産や金銭を使用し，本人の希望する金銭の使用を理由なく制限すること。	①事業所に金銭を寄付・贈与するよう強要する。
ネグレクト（介護・世話の放棄・放任）	①必要とされる介護や世話を怠り，高齢者の生活環境・身体や精神状態を悪化させる行為。 ②高齢者の状態に応じた治療や介護を怠ったり，医学的診断を無視した行為。 ③必要な用具の使用を限定し，高齢者の要望や行動を制限させる行為。 ④高齢者の権利を無視した行為又はその行為の放置。 ⑤その他職務上の義務を著しく怠ること	①褥瘡（床ずれ）ができるなど，体位の調整や栄養管理を怠る。 ②医療が必要な状況にもかかわらず，受診させない。あるいは救急対応を行わない。 ③ナースコール等を使用させない，手の届かないところに置く。 ④他の利用者に暴力を振るう高齢者に対して，何ら予防的手立てをしていない。

出所）厚生労働省「市町村・都道府県における高齢者虐待への対応と養護者支援について」2018c をもとに作成

　複数の種類の虐待が同時に行われることも少なくない。「心理的虐待」はいずれの虐待の種類とも 6 ～ 7 割が重複しており，どの種類の虐待にも伴う傾向があると言われている。虐待の種類が 3 つ，4 つと重なる事例には，「生命に関わる危険な状態」と判断できるケースの割合が増えることから，虐待の種類が重なるほど危険度が高くなるといえる。一方で，「身体的虐待」と「ネグレクト（介護・世話の放棄・放任）」とが重複する割合は少ないと言われている

（日本高齢者虐待防止センター　2006）。

3．高齢者虐待の早期介入

　高齢者虐待への対応は，問題が深刻化する前に発見し，高齢者や養護者・家族に対する支援を早期に開始することが重要である。民生委員や自治会・町内会等の地域組織との協力・連携，地域住民への高齢者虐待に関する啓発普及，保健医療福祉関係機関等との連携体制の構築などによって，仮に虐待が起きても早期に発見し，対応できる仕組みを整えることが必要である（厚生労働省　2018c）。

　高齢者虐待防止法では，高齢者の権利利益の擁護を目的に，高齢者虐待の防止とともに高齢者虐待の早期発見・早期対応を促進することを目的としている。国民全般に高齢者虐待に関係する通報義務等を課し，福祉・医療関係者に高齢者虐待の早期発見等への協力を求めることを定めている。市町村へは相談・通報体制の整備，事実確認や被虐待高齢者の保護に関わる権限の付与，養護者への支援措置，養介護施設の業務又は養介護事業の適正な運営を確保するための適切な権限行使等について定めている（厚生労働省　2018c）。

　高齢者虐待を早期発見・早期対応するためには，高齢者虐待の発生に関連する要因を知っておく必要がある。高齢者虐待の発生に関連する要因は，表3－6に示した。

　高齢者虐待はさまざまな要因が関わって発生するが，発生しやすい環境があると考えられている。3つの条件がそろったとき，高齢者虐待が発生する危険が増大するといわれている。3つの条件とは，①虚弱などの虐待されやすい条件を備えた者，②何らかの動機があるなど虐待しやすい条件を備えた者，③人目がないなどの密閉性が高い環境下にいる，である。特に密閉性に関して，家庭内虐待，施設内虐待，在宅サービスにおける虐待のいずれについても，密閉性の四層構造（図3－2）が当てはまるといわれている。この四層構造が『人の壁』となって，外部からの介入を阻み，発生予防はもちろん，早期発見・早期対応を遅らせることにつながる。四層構造の理論によれば，傍観者の数の多さが虐待発生の危険性をより高めるといわれている。広く高齢者虐待に関わる啓発活動を展開し，傍観者を減らすよう努めることが重要で，効果的であると考えられている（日本高齢者虐待防止センター　2006）。

　高齢者虐待防止法では，高齢者虐待を受けた高齢者の迅速かつ適切な保護，及び適切な擁護者に対する支援について，市町村が第一義的に責任を持つ役割を担うことが規定されている。市町村に設置される地域包括支援センターは，効率的・効果的に住民の実態把握を行い，地域から支援を必要とする高齢者を見出し，総合相談につなげることを責務とする。さらに地域包括支援センターには，さまざまな関係者のネットワークを市町村とともに構築することにより，適切な支援や継続的な見守りを行っていくことが求められている。地域包括支援センターが構築するネットワークである『高齢者虐待防止ネットワーク』には，3つの機能があると言われ

ており，その機能を表3－7にまとめた（厚生労働省，2018c）。

　養護者による虐待の通報者として最も多いのが介護支援専門員（ケアマネジャー）である。介護支援専門員（ケアマネジャー）は，介護保険事業者等と連携していくことも重要である。

表3－6　高齢者虐待の発生に関連する要因

種類	具体的内容
社会的要因	経済発展の遅れ，社会政策の貧困，社会福祉サービスの不足など
文化的要因	エイジズム（高齢者差別），家父長制イデオロギー，女性差別など
ソーシャルサポート ネットワーク	親族・近隣からの支援の欠如，社会的孤立など
介護問題	介護負担や負担感，介護疲れ，介護意欲欠如，介護知識不足など
家族状況	家族関係不和・対立，無関心，共依存関係，住環境の悪さ，責任感の共有の欠如など
高齢者：個人的要因	性格的な偏り，精神疾患，依存症，経済的問題，過去に虐待をした体験など
虐待者：個人的要因	性格的な偏り，精神疾患，依存症，経済的問題，被虐待体験など

出所）日本高齢者虐待防止センター（高齢者処遇研究会）『高齢者虐待防止トレーニングブック　発見・援助から予防まで』
　　　中央法規，2006，p.17を一部改変

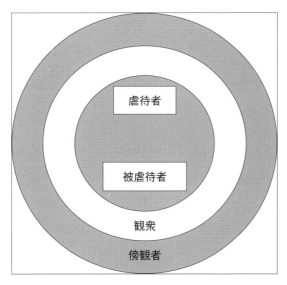

図3－2　密閉性の四層構造

出所）日本高齢者虐待防止センター（高齢者処遇研究会）『高齢者虐待防止トレーニングブック　発見・援助から予防まで』
　　　中央法規，2006，をもとに作成

表3-7　高齢者虐待防止ネットワークの3つの機能

機能	内容
早期発見・見守りネットワーク	住民が主体となって虐待の防止，早期発見，見守り機能を担う。地域住民，民間事業者，専門機関などのさまざまな主体が，それぞれの役割分担の下で相互に連携した体制の構築を行う。孤立しがちな高齢者や家族に対して，見守りを続けることで虐待の防止につなげる。虐待が疑われるような場合でも早期に発見し，その情報を市町村や地域包括支援センターの虐待対応窓口に対して，相談や通報としてつなげていくことで，問題が深刻化する前に解決する。 （構成員の例） • 民生委員：個々の担当地区の見守り • 社会福祉協議会：地域福祉活動にて困難状況にある高齢者の早期発見 • 人権擁護委員：地域からの人権問題に対する相談の対応，見守り • 自治会：住民同士での見守り • 老人クラブ：会員による見守り，組織への周知 • 家族会：当事者ならではの意見 • NPO（Non Profit Organization）／ボランティア：個々の活動から得られる見守りで情報収集 • その他：宅配便，新聞店，金融機関，公共交通，マンション管理会社等の日々の業務範囲内からの情報提供
保健医療福祉サービス介入ネットワーク	介護保険事業者等から構成され，現に発生している高齢者虐待事例にどのように対応するかをチームとして検討し，具体的な支援を行っていくためのネットワークである。 （構成員の例） • 介護サービス事業所：やむを得ない事由による一時保護等の協力 • 居宅介護支援事業所：介護保険サービスの利用調整 • 医療機関：医学的観点からのアドバイス，緊急時の入院調整 • その他：障がい，生活保護担当との連携 • 保健センター：養護者の課題への介入支援（精神疾患や難病を持つ場合）
関係専門機関介入支援ネットワーク	保健医療福祉分野における通常の範囲を超えた専門的な対応が必要とされる場合に，協力を得るためのネットワーク。特に警察・消防，法律関係者などの専門機関等との連携を図る。 （構成員の例） • 警察：養護者が支援関係者へ抵抗する，安否確認ができないなどの危機介入への協力 • 弁護士：法的根拠に基づいた対応が求められる場合の助言 • 保健所，精神科等を含む医療機関：養護者に認知症，精神疾患がある場合の対応 • 権利擁護団体：成年後見制度の利用など権利擁護の観点からのアドバイス • 消防：救急要請があった案件の判断と情報提供 • 消費者センター：消費者被害が疑われる場合の対応に関する助言

出所）厚生労働省「市町村・都道府県における高齢者虐待への対応と養護者支援について（国マニュアル）『Ⅰ　高齢者虐待防止の基本』」2018c をもとに作成

4．高齢者虐待に対する予防的介入

　問題状況の発生に対する支援は当然必要となるが，同時に，可能な限り予防的なアプローチ

を実施することも重要である。虐待加害者に対しては虐待に至った原因について，面接等から問題点の抽出とアセスメントを行う必要がある。そのうえで，虐待を繰り返さないための予防的アプローチが必要になる。具体的な支援としては，介護への向き合い方や関わり方をともに考えたり，ストレスコーピングの方法を身につけてもらい，心理的負担を軽減させることや，福祉制度やサービスなど社会資源の活用や，ピアサポートグループへの参加を促すことも重要である（福島 2020）。

1）高齢者虐待等防止に向けた基本的視点 （厚生労働省 2018c）

(1) 発生予防から虐待を受けた高齢者の生活の安定までの継続的な支援

高齢者に対する虐待発生予防から，虐待を受けた高齢者が安定した生活を送れるようになるまでの各段階において，高齢者の権利擁護を理念とする切れ目ない支援体制が必要である。

(2) 高齢者自身の意思の尊重

高齢者自身の意思を尊重した対応（高齢者が安心して，自由な意思表示ができるような支援）を行うことが重要である。

(3) 虐待を未然に防ぐための積極的なアプローチ

家庭内における権利意識の啓発，認知症等に対する正しい理解や介護知識の周知などのほか，介護保険制度等の利用促進などによる擁護者の負担軽減策などが有効である。近隣との付き合いがなく，孤立している高齢者のいる世帯には，関係者による働きかけを通じてリスク要因を低減させるといった積極的な取り組みが重要となる。

養介護施設従事者等における高齢者虐待の主な発生要因が「教育・知識・介護技術等に関する問題」となっており，高齢者虐待防止や認知症ケアに対する知識を高める研修の実施を促すなど，管理者と職員が一体となった取り組みを推進していくことが必要である。

(4) 高齢者本人とともに養護者を支援する

高齢者虐待は，介護疲れや養護者自身が何らかの支援（経済的な問題，障害・疾病など）を必要としている場合も少なくない。他の家族らの状況や経済状況，医療的課題，近隣との関係など，さまざまな問題が虐待の背景にあることを理解しておく必要がある。支援する際，同じ職員が高齢者と養護者を支援することで利害が対立し，根本的な問題解決ができなくなる可能性もある。高齢者と養護者への支援は，それぞれ別の職員が分担して行う等，チームとして対応することが必要である。養護者が障害や生活上の課題を抱えている場合には，これらの課題が虐待の発生要因となる可能性がありうるため，養護者を適切な機関につなぎ，支援が開始されるよう働きかけを行うことが重要になる。

(5) 関係機関の連携・協力によるチーム対応

高齢者虐待の発生には，多様な要因が影響しており，高齢者や養護者の生活を支援するためには，さまざまな制度に関する知識やさまざまな制度の活用が必要になる。そのため，複数の

関係者（介護保険，高齢者福祉，障害・医療・生活保護の担当部局など）が連携する体制を構築し，チームとして対応することが必要になる。

2）高齢者虐待等防止における留意事項（厚生労働省 2018c）

⑴ 虐待に対する「自覚」は問わない

　高齢者本人や養護者の虐待に対する自覚の有無にかかわらず，客観的に高齢者の権利が侵害されていると確認できる場合には，虐待の疑いがあると考えて対応すべきである。

⑵ 高齢者の安全確保を優先する

　高齢者虐待に関する通報等の中には，高齢者の生命に関わるような緊急的な事態もあり，対応は一刻を争う場合もある。本人が分離を望んでいなくても，本人の生命・身体の保護のために必要があれば，「やむを得ない事由による措置」をとることを躊躇すべきではない。この場合，本人に現在生じている客観的状況を丁寧に説明しながら，本人に保護の必要性の理解を促すことが必要になる。判断能力が低下している場合においても，本人が理解できるように工夫をする必要がある。

⑶ 常に迅速な対応を意識する

　高齢者虐待の問題は，発生から時間が経過するに従い深刻化することが予想される。通報や届け出がなされた場合には，迅速な対応が必要である。

⑷ 必ず組織的に対応する

　相談や通報，届出を受けた職員は，早急に管理職やそれに準ずる者などに相談し，相談の内容，状況から緊急性を判断するとともに，高齢者の安全や事実確認の方法，援助の方向などについて，組織的に判断していく必要がある。

⑸ 関係機関と連携して援助する

　複合的な問題を抱える事例における「事実確認」や「緊急時の対応」などには，警察，消防，救急，病院，金融機関等との連携が必要になることがある。

⑹ 記録に残す

　高齢者虐待の対応に関する会議や当事者とのやり取りはすべて記録に残し，適宜，組織的に対応状況を共有する必要がある。対応の如何によっては，個人の生命にかかわる事態に発展する可能性もあるため，対応の決定にあたっては，一職員ではなく組織としての実施を徹底させることが重要である。

5．魔の3ロック

　高齢者の転倒や転落の危険性が高い時，高齢者の安全を守るためという名目で身体拘束が用いられる場合も少なくない。身体拘束は，単に身体を物理的に縛り付けることだけを意味するのではなく，行動を制限するあらゆる行為が身体拘束となる。その意味で身体拘束は3種類

に分けられる（北川ら 2018）。

1）フィジカルロック

　身体を物理的に拘束し，身体活動を制限する行為をさす。例えば，利用者が徘徊したり，転倒・転落しないように，車いすや椅子，ベッドに利用者の手足・体幹をひも等で縛る，ベッドから転落しないように，ベッド柵で4点を囲む，点滴・経管栄養等のチューブを抜かないように，手指の機能を制限するミトン型の手袋をつけるなどのことである。

　急性期病院のような治療優先の環境では，効率やスピードが優先され，事故の予防と安全が第一とされる。認知症症状を呈する患者では，現在の状況を的確に把握することができずにチューブ類を抜去してしまうことがある。それを医療者は『問題行動』と認識し，フィジカルロックを含む抑制が開始される。さらに問題行動が繰り返されることによって，さらなるフィジカルロックやドラッグロックが追加され，抑制が抑制を生むことになる。

　なぜフィジカルロックが開始されてしまうのか。非拘束下で事故が起こった場合には，家族から責任を追及される場合さえある。家族が転倒を繰り返してほしくないという理由で，フィジカルロックを希望するケースもある。医療者・介護者がフィジカルロックをしない方がよいと認識していても，安全を守るため，家族の希望という理由でフィジカルロックが開始されてしまうことさえある（仙波ら 2018b）。

　意識されづらいフィジカルロックも存在する。例えば，以下の例である。

　①食事の際，手や腕にエプロンやタオルを手に巻きつける。テーブルの下に手を置き，手が動けない状況にする。

　②ケア時（オムツ交換や吸引時など）にスタッフ複数名で患者を取り囲み，手や足を一時的に押さえる。

　③入浴介助時，身体はベルトで固定し，両手をスタッフが抑えて固定する。

　④パジャマ（上衣）を前後反対に着せ，自分で着脱できないようにする。

　⑤パジャマの袖口を縛る。

　フィジカルロックは，高齢者の尊厳を奪うだけでなく，心身共に多くの弊害を生む可能性がある。フィジカルロックにより生じる弊害は，高齢者への身体的弊害，高齢者への精神的弊害，フィジカルロックを行うスタッフへの精神的弊害に分類することができる（表3－8）。

　フィジカルロックを防ぐためには，フィジカルロックを当たり前としないことを目標とすることが重要である。その上でやむを得ずにフィジカルロックをする場合には，①切迫性，②非代替性，③一時性の3要件すべてを満たす場合に限ることと心得る必要がある。

表 3－8　フィジカルロックによる弊害

弊害の種類	内容
高齢者への身体的弊害	1）生理的機能の低下 2）抑制帯の圧迫による神経障害 3）食欲の低下，脱水，褥瘡，関節の拘縮，骨粗鬆症の進行，全身の筋力低下，心肺機能の低下，免疫機能の低下 4）深部静脈血栓症 5）嘔吐物による窒息 6）抑制帯からすり抜けることにより生じる転倒・転落等
高齢者への精神的弊害	1）認知症の進行，せん妄の頻発，不眠と昼夜逆転 2）精神的苦痛，怒り，屈辱，不安，恐怖，混乱 3）生きる意欲の喪失，拒絶，あきらめ，抑うつ
スタッフへの精神的弊害	1）無感覚，あきらめ，モラルの低下と虐待，志気の低下 2）職員のアセスメント能力の衰退 3）個別的ケア能力の衰退 4）危機管理能力の衰退 5）患者・家族の不信と無理解の進行 6）相互的コミュニケーションの低下

出所）仙波雅子，村山由子「フィジカルロック」『看護技術』64 (11)，2018b，pp.1039-1045を改変

2）スピーチロック

　言葉を用いて相手の行動を封じ込めることを意味する。具体例としては，「座って」「動かないで」「立たないで」や，「何でそんなことするの」「やめて」といった叱責の言葉，丁寧さにかける言葉を意味する。双方向のコミュニケーションが成り立たない場合に限っては，「後で来ますから」「待って（ください）」のような利用者を待たせる言葉もスピーチロックに含める。認知症による転倒・転落などのリスクがある場面や他利用者とのトラブルなど，日常的な場面で発生する（清水ら 2020）。スピーチロックは高齢者の尊厳を傷つけてしまったり，虐待へと発展してしまう可能性がある（仙波ら 2018a）。

　スピーチロックは，目に見えない言葉による身体拘束であるため，スタッフがスピーチロックにより高齢者を身体拘束していると自覚することは容易ではない。スピーチロックを予防するためには，職員の倫理観を高めたり，職員自身が自分の行ったケアを振り返ることが必要になる。職場内の全体の取り組みとして，スピーチロックとなる言葉をあげ，共有することによって職員間で共通認識をもち，スピーチロックをしない適切なケアの方法について話し合うことが必要になる（仙波ら 2018a）。

　スピーチロックを防ぐためにスタッフがもっておくべき心構えとして，以下のものがある。

① 高齢者は人生の大先輩であると捉え，感謝と尊敬の念を常に忘れずにいる

② 自分に置き換えて高齢者の気持ちになる

③ 認知症になっても自尊心や「快・不快」の感情は残ることを認識しておく

④ チームでアプローチする

　スピーチロックとなる言葉とそれに代わる声かけの例を表3－9に示す。相手を尊重した言葉かけをしなればならないことは，認知症をもっていようとも，もっていなくとも同じである。どのような高齢者に対しても，落ち着いた態度で接し，相手の言動の意味がわからなくても，ありのままに受けとめ，感情的にならずに，できる部分を奪わない対応が必要である。

表3－9　スピーチロックとなる言葉とそれに代わる声かけの例

場面	スピーチロックの例	スピーチロックをなくすための声かけの例
動くと危険な状況で，動く様子が見られた	・「動かないで！」 ・「おとなしくして！」	・「どうかしましたか？」 ・「どこか行きたいところがあるのですか？」 ・「何かしたいことがありますか？」　　　　など
点滴などを引っ張ろうとした	・「だめ！」 ・「手をださないで！」 ・「触らないで！」	・「一緒に手をつなぎましょうか」 ・「何か好きなことの話をしましょうか？」 ・「○○（歌をうたうなど）をやってみましょうか？」　　　　　　　　　　　　　　など
焦燥感から，早急なスタッフの対応を求める（客観的には緊急性は見当たらない）	・「待って！」 ・「後で来ますから」	・「今は○○をしているので，これが終わるまでお待ちいただけますか？」 ・「○○が終わったら来ますね。それまで待っていただけますか。」　　　　　　　　など
繰り返し同じ話を語る	・「もう聞きました」 ・「何度も言わないでください」	・何を訴えようとしているのか，ゆっくり話を聞く ・手を握るなどのタッチングを行い，安心してもらう ・チームで交代して対応を行う　　　　　など

出所）仙波雅子，村山由子「スピーチロック」『看護技術』64 (11)，2018a，pp.1046-1053を改変

3）ドラッグロック

　過剰な薬物投与や不適切な薬剤投与により，行動を抑制する行為をさす。必要な量以上に，向精神薬等の薬物を使用することを含む。例えば，高齢者本人に不眠から生じる苦痛などの訴えがないにもかかわらず，徘徊などが生じているために睡眠薬を投与し，行動を抑制することがドラッグロックにあたる。

　ドラッグロックにおいても，心身ともに弊害が生じる可能性が高い。主に向精神薬の副作用によって，心身に弊害が生じることが多い。特に，ベンゾジアゼピン系睡眠薬・抗不安薬の影響による「眠気」「ふらつき」「筋弛緩作用」によって，転倒・転落が生じる可能性が高くなる。その他にも，「過鎮静」や「認知機能の低下」によって，「記憶障害」「せん妄」が生じる可能性がある。高齢者は複数の診療科を受診することが多いため，処方される薬の種類も必然的に

増えてくる。多剤併用で薬剤が処方されている場合，有害事象が発生する可能性が高いといわれている。主な抗精神病薬の副作用を表3－10に，睡眠薬の作用時間を表3－11にまとめた。

　ドラッグロックを防ぐためには，向精神薬を使用する際には副作用をよく理解し，副作用が生じていないか，注意深く観察をすることが必要になる。副作用が出現している場合には，医師に報告し，薬の減量や中止を検討することになる。認知症をもつ高齢者の多くは，認知機能の低下から，精神的ストレスや身体的苦痛を自ら訴えることが難しくなっている。それが誘因となり，不穏・興奮，易怒性・攻撃性，被害妄想などの精神症状が現れることもある。向精神薬を使用する前に，なにが誘因となって精神症状があらわれているのかをアセスメントし，非薬物的介入を第一選択とすることが必要になる。特に，認知症をもつ高齢者においては，言葉とともに，客観的情報も加味した上で，相手の表現できない訴えをアセスメントし，理解することが必要になる（新倉 2018）。

表3－10　主な抗精神病薬の副作用

分類	一般名	商品名	副作用			
			錐体外路症状	起立性低血圧	過鎮静	便秘・口渇・尿閉
第一世代抗精神病薬	ハロペリドール	セレネース Ⓡ	＋＋＋	＋	＋	＋
	クロルプロマジン	コントミン Ⓡ	＋＋	＋＋	＋＋＋	＋＋＋
第二世代抗精神病薬	リスペリドン	リスパダール Ⓡ	＋	＋	＋	0
	ペロスピロン	ルーラン Ⓡ	0	0	＋	＋
	ルラシドン	ラツーダ Ⓡ	0	0	＋	0
	ブロナンセリン	ロナセン Ⓡ	＋＋	0	0	0
	パリペリドン	インヴェガ Ⓡ	0	0	0	0
	クロザピン	クロザリル Ⓡ	0	＋	＋＋＋	＋＋
	オランザピン	ジプレキサ Ⓡ	0	0	＋	＋
	クエチアピン	セロクエル Ⓡ	0	＋	＋＋	0
	アセナピン	シクレスト Ⓡ	＋	＋	＋	0
第三世代抗精神病薬	アリピプラゾール	エビリファイ Ⓡ	0	0	0	0
	ブレクスピプラゾール	レキサルティ Ⓡ	0	0	0	0

出所）島田和幸ら編『今日の治療薬 解説と便覧 2022』南江堂，2022，p.853をもとに作成

6．不適切ケア

1）不適切ケアとは

　「高齢者虐待の防止，高齢者の養護者に対する支援等に関する法律」に基づく2020年の調査によれば，養介護施設従事者等による高齢者虐待と認められたケースは，2020年度では595件となっている（厚生労働省 2018c）。発覚・顕在化した虐待は氷山の一角で，潜在的なケースは

かなりの件数に上ると推計されている（横山 2021）。養介護施設従事者の30〜50％程度が「虐待かどうか判断に迷う不適切な介護行為が，自分の周囲に存在する」と報告しており，虐待と言えないまでも，人権を無視した不適切なケアが横行している現状があることが知られている（横山 2021）。

表 3 − 11　睡眠薬の作用時間

分類	一般名	商品名	半減期（hr）
超短期型	ゾルピデム	マイスリー Ⓡ	2 〜 4
	トリアゾラム	ハルシオン Ⓡ	
	ゾピクロム	アモバン Ⓡ	
	エスタゾピクロム	ルネスタ Ⓡ	
短期型	エチゾラム	デパス Ⓡ	6 〜 10
	リルマゾホン	リスミー Ⓡ	
	ブロチゾラム	レンドルミン Ⓡ	
	ロルメタゾラム	ロラメット Ⓡ エバミール Ⓡ	
中期型	スボレキサント	ベルソムラ Ⓡ	12 〜 24
	エスタゾラム	ユーロジン Ⓡ	
	フルニトラゼパム	サイレース Ⓡ	
	ニトラゼパム	ネルボン Ⓡ エバミール Ⓡ	
長期型	クアゼパム	ドラール Ⓡ	24 〜
	レンボレキサント	デエビゴ Ⓡ	
	フルラゼパム	ダルメート Ⓡ	

出所）島田和幸ら編『今日の治療薬 解説と便覧 2022』南江堂，2022，p.895をもとに作成

　不適切ケアに関して，明確な定義や基準は存在しない（横山 2021）。しかし，本書においては，不適切ケアを「高齢者虐待防止法によって定められた明らかな虐待とはいえないものの，養介護施設従事者等が介護や看護を受ける者の尊厳を侵害したり，心身に悪影響を及ぼすストレスを与える行為」（横山 2020b）と定義し，虐待や身体拘束（患者本人の生命の保護，重大な身体損傷を防ぐために行われる行動制限）を含む概念と捉える。

2）不適切ケアの要素

　介護職員による不適切ケアの因子を検討した横山（2020a）による調査によれば，不適切ケアは，以下の6要素から構成されることが報告されている。
- 第1要素：形骸化した一方的な声かけ，及び説明と同意・納得なしの支援
- 第2要素：介護者優位の利用者を見下した言動
- 第3要素：利用者の気持ちや価値観を無視した身勝手な言動

- 第4要素：感情・行動統制されていない言動
- 第5要素：介護の専門性の欠如による不適切な支援
- 第6要素：介護の基本原則・ルールを無視したコンプライアンス違反に準ずる行為

3）不適切ケアの発生状況

　横山（2020a）による調査によれば，男性介護職員の方が女性介護職員に比べて不適切ケアをしている割合が多いことが報告されている。『第3要素：利用者の気持ちや価値観を無視した身勝手な言動』，『第4要素：感情・行動統制されていない言動』，『第6要素：介護の基本原則・ルールを無視したコンプライアンス違反に準ずる行為』において，男性介護職員は不適切ケアのリスクが高いとされている。男性介護職員の労働環境を考慮した上で，不適切ケアに対する知識・認識を高めるといった不適切ケア防止教育のあり方を検討することが求められている。

　介護施設種別による不適切ケア発生状況については，介護老人保健施設勤務者が特別養護老人ホームや通所介護の勤務者に比べて，『第2要素：介護者優位の利用者を見下した言動』を取りやすいことについて報告されている（横山 2020a）。介護老人保健施設は特別養護老人ホームに比べ，短期間で利用者が入れ替わり，利用者の全体像や生活上の真のニーズを捉えにくい状況であり，その上で医療や機能訓練を優先させた介護サービスを提供しなければならない（横山 2020a）。それにより，不適切ケアにつながっていると考えられている。

4）不適切ケアの発生要因

　介護現場は人手不足が深刻であり，報酬や勤務体制などの労働環境もよいとは言えない。介護福祉士養成ルートの多様性や資格保有者と無資格者の混在が影響し，介護の質の担保にも課題がある。不適切ケアの発生には複合的な要素が関わっていると考えられている。次のような労働環境や介護職員の特徴が不適切ケアの発生要因として，明らかにされている（横山 2021）。

- 職場での対人関係に起因するストレス刺激を強く感じる
- 働きがいを感じる程度が低い
- 他者に責任を押し付ける回避的行動をとることによって，問題を解決しようとする対処法（責任転嫁）の使用頻度が高い
- 問題解決が困難であると考え，行動に移すことなく解決を諦めたり先延ばしにしたりする対処法（放棄・諦め）の使用頻度が高い

　介護職員がいかに自分のストレスに適切に対処し，感情をコントロールできるかが不適切ケアの発生に大きく影響することが明らかにされている（横山 2019）。

5）不適切ケアを防ぐために

　不適切ケアの防止のためには，高齢者虐待に関しての知識・認識の向上に加えて，不適切ケアに関する共通認識・理解を事業所や施設単位で図ることが重要であるといわれている。その

うえで施設の管理者は，介護職員等の職業性ストレスの実態および労働特性を把握し，それに基づいた根拠ある計画的なストレスマネジメント教育を実施する必要がある。

　不適切ケアに関する共通認識・理解を図るためには，概念や知見を根拠ある知識として教授する必要がある。そのうえで多様な立場の人々の体験や考え，身近な具体的事例を基に意見交換（グループワーク）をすることが大切である。

　不適切ケアの発生要因を踏まえると，特に対人関係に起因するストレス刺激の低減に向けた介入が有効であると考えられる。その場や状況に応じて適切に自己を表現するスキルであるアサーションやソーシャルスキルといわれる対人関係技能の向上を図り，社会に適応する際に必要となる能力を高める教育が重要となる。加えて，その場面に応じて適切に多様なコーピング方略を使い分けることができる能力を獲得する支援が効果的である。例えば，SST（生活技能訓練：Social Skills Training）やアンガーマネジメントといった教育手法が有効である。

　SSTとは，よりよい社会生活を送るために必要な対人関係技能の獲得を目指す援助技法である。認知療法，行動療法，社会的な学習理論に基づいて，対処技能を獲得できるように支援するものである（川野 2015）。SSTは，グループでも個人でも実施できるが，グループで実施することによる利点が多くあるため，通常はグループで実施することが多い。実施に当たっては，肯定的なグループの雰囲気を維持し，参加者の関心に焦点をあてて自発性を引き出しながら進める。SSTは図3－4の手順で進めていく。

　アンガーマネジメントについては，次項で詳述しているので，そちらを参照されたい。

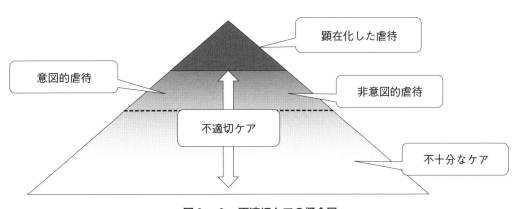

図3－3　不適切ケアの概念図
出所）柴尾慶次「施設内における高齢者虐待の実態と対応」『老年精神医学雑誌』19 (12)，2008, pp.1325-1332をもとに作成

7．アンガーマネジメント

　イラついて思わず不機嫌な対応をしてしまったり，言わなくてもよいことを言ってしまったりすることはないだろうか。その結果，相手と気まずくなってしまったり，自分にとって損な

結果になってしまったりと，『怒り』が自分自身の生活に悪影響を与えてしまった経験をもつ人もいるであろう。

　しかし，『怒り』は人間にとって必要な感情であるという側面をもち，人間が生きていくうえで『怒り』の感情をなくすことはできない。2014年にノーベル物理学賞を受賞した中村修二氏は「『怒り』が原動力となった」と述べている。スポーツ選手が相手選手への『怒り』をうまくプレイに昇華して，勝つためのエネルギーに変えることなどはよく聞く話である。『怒り』を取り除くことはできないが，目標達成のために生かし，有意義な方向にむけることは可能である（安藤 2016）。

　また『怒り』の感情が生じるかどうかには，自分が置かれている状況が影響する，という側面をもつ。同じ出来事であってもイラついたり，カチンときてしまう時もあれば，そうでない時もある。上司から怒られイライラしているときに誰かにぶつかった場合，カチンときてしまい，「痛いじゃないか！気をつけろ！」と口に出してしまう人もいるかもしれない。一方で，大好きな人と話をしているときに誰かと肩がぶつかったとしても，カチンとこない場合もある。つまり，同じ出来事でも置かれている状況が違えば，人はまったく違う感情をもつ，ということである。

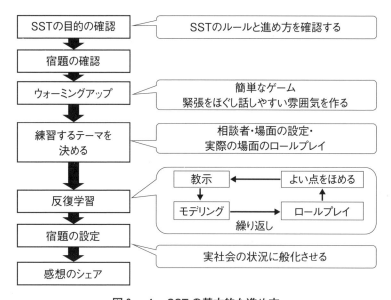

図3－4　SSTの基本的な進め方

出所）川野雅資編『精神看護学Ⅱ　精神臨床看護学第6版』ヌーヴェルヒロカワ，2015，pp.110-117をもとに作成

　『怒り』に振り回されずに，『怒り』の感情を上手に受けとめ，プラスに生かすことを目的として，アンガーマネジメントは考えられ，実践されてきた（安藤 2016）。アンガーマネジメン

トとは，自分の『怒り』の感情と上手に付き合うためのトレーニングである（田辺 2019）。

　高齢者を介護・看護する場面において，労働環境の影響により業務が多忙であったり，高齢者の安全と高齢者の安寧・尊厳とが拮抗する場面ではストレスフルな状況となる。安全を守るケアをしようとすると高齢者の安寧や尊厳に影響を与えてしまうような葛藤が生じることになる。平静な状況では怒りを感じなくても，ストレスフルな介護・看護現場では怒りが生じてしまうこともありうる。そのような場面でも，怒りを適切に管理したり，自分の感情をコントロールしたりするための技術として，アンガーマネジメントを紹介する。

1）怒りが生じるまでの3ステップ

　人が怒りを感じるとき，図3－5の3段階を踏む。「誰かと肩がぶつかった」場合を例にして，説明をしていく。第1段階の『出来事との遭遇』では，「誰かと肩がぶつかった」という出来事に出くわすことが当てはまる。第2段階の『出来事の意味づけ』では「肩がぶつかった」ということがどのようなことなのかを考え，意味づけをする。例えば「相手は自分のことを邪魔だと思って，わざと自分に肩をぶつけたのだろう」と意味づけをしたとする。第3段階の『怒りの発生』では，「意図的に相手は肩をぶつけた。許すことはできない」と意味づけした結果，『怒り』が生まれる。

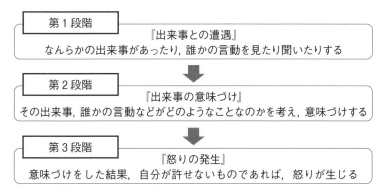

図3－5　怒りが生まれるまでの3段階

出所）安藤俊介『アンガーマネジメント入門』朝日新聞出版，2016，p.8をもとに作成

　しかし，その出来事で自分が「怒るかどうか」は，第2段階の『出来事の意味づけ』にかかってくる。「肩がぶつかった」ことを，「相手はとても急いでいて，よそ見をしながら歩いていたために自分にぶつかってしまった。急いでいたから謝罪する余裕もなかったのだろう」と意味づけた場合，それほど怒りも湧いてこないであろう。

2）アンガーマネジメントの全体像

　アンガーマネジメントとは，「『怒り』の感情をコントロールすることによって健全な人間関係をつくり上げていくための技術」である。アンガーマネジメントが行うことは大きく分ける

71

と2つである。『行動の修正』と『認識の修正』である。

　『行動の修正』とは，「怒りのままに行動しない」ということである。つまり，『怒り』によってまわりの人と良好な人間関係を築くことを妨げる行動をとってしまうのであれば，それを直していきましょう，ということである。『行動の修正』には「衝動のコントロール」と「長期的な行動の修正」の2つがある。「衝動のコントロール」とは，カッとなった時に余計なことを言わない，しないということである。「長期的な行動の修正」はコミュニケーションの修正を意味する。例えば，誤解や不快感を生む言葉を避けつつ，上手に自分の意見を主張できるようにコミュニケーションの仕方を学ぶことなどがある。

　『認識の修正』とは，「頭の中を怒りにくい仕組みにする」ということである。つまり，もし自分の判断の価値基準にしている考えが，自分自身やまわりの人にとってマイナスになる『怒り』を生み出すようなものであるならば，それを直していきましょう，というものである。アンガーマネジメントでは，「認識に問題があるから問題のある行動をする」と考えるのが定説である。つまり，認識が歪んでいると考えるのである。この歪みを認識し，少しずつ周りの人や自分を苦しめない認識に変えていくために行っていくことが『認識の修正』である。『認識の修正』では，「アンガーログ（図3－6）」と言われる『怒りの記録』を用いる。『怒り』を感じたときの状況や心理状態を書き出してもらうことで，自分の思い込みによって自分の怒りが生み出されていることに気づかせるものである。怒りを感じる場面をアンガーログとして書き出し，じっくり分析する。自分がなぜ怒るのかを記録し，客観的に把握をする。その上で，自分の認識に気づく。自分の認識が自分やまわりの人にとってマイナスになるものであるならば，それをじっくりでよいから変えていく。このように『認識の修正』をすすめていく。

　上記2つの修正を行うにあたって，方法は人それぞれによって異なる。どちらから始めなければならない，という決まりもない。個々のケースに合わせて，両方を組み合わせながら進めていく。

アンガーログ（怒りの記録）

日時：　　　　　　　　　　　　　年　　　　　　月　　　　　　日（　　　　）

出来事：

　　　　_____

思ったこと：

　　　　_____

感情：

　　　　_____

感情の強さ：　　　　　　　　　　　　　　　　　　　　　／10段階

　　　　_____

行動：

　　　　_____

結果：

　　　　_____

図3－6　アンガーログ

出所）安藤俊介『アンガーマネジメント入門』朝日新聞出版，2016，p.125をもとに作成

第 3 節　身体拘束

1．身体拘束とは

1）身体拘束の定義

　身体拘束とは，「精神保健及び精神障害者福祉に関する法律（以下，精神保健福祉法）第36条第 3 項の規定に基づき厚生労働大臣が定める行動の制限」（昭和63年 4 月 8 日厚生省告示　第129号）（厚生労働省 1988）において，「衣類又は綿入り帯等を使用して，一時的に当該患者の身体を拘束し，その運動を抑制する行動の制限をいう」と定義されている。現在までに，精神科病院・病棟以外の医療施設で実施されている身体拘束を，具体的かつ明確に定義した法令は制定されていないが，医療・福祉現場で使用される身体拘束の概念は，概ね，前述した精神保健福祉法で定義される身体拘束の概念と同様の意味として理解されていると考えられる。

　臨床現場で身体拘束が行われる典型的な例として，認知機能が低下している高齢者やせん妄を発症した患者などが混乱状態にある時，治療への協力が得られず，点滴やチューブ類を抜こうとしてしまったり，安静制限が守れず転倒・転落リスクが高いような状況があげられる。このような状況に対し，ひもタイプの拘束具で手足を縛る，ミトン型手袋で手指の自由を制限する，体幹抑制帯などでベッドから起き上がれないようにする，椅子から降りられないようにするなど，さまざまな状況で身体拘束が行われている現状がある。

　医療現場ではこのような身体拘束について，「してはいけない」という原則は分かっていても，対象者の安全確保を目的に「せざるを得ない状況」を優先する事例も少なくない（日本看護倫理学会　臨床ガイドライン検討委員会 2015），と言われている。特に，認知機能が低下した高齢者が入院環境などへの適応ができないことにより BPSD の症状が強く出現することもあり，手術や検査，治療環境などによりせん妄や混乱状態に陥いることもある。高齢者が自身を傷つけようとする行動や，医療・介護スタッフに攻撃的になってしまう行動が見られた時，治療継続や安全を確保する目的でやむを得ず身体拘束を選択してしまうことは，医療の現場ではありふれた光景となっていることは否めない。

　一方で，看護の対象となる人間は，日本国憲法で定義される基本的人権における自由権の一つとして，身体の自由が保障されている。日本国憲法（1946）の条文には，「何人も，いかなる奴隷的拘束も受けない。又，犯罪に因る処罰の場合を除いては，その意に反する苦役に服させられない」（日本国憲法第18条），「何人も，法律の定める手続によらなければ，その生命若しくは自由を奪はれ，又はその他の刑罰を科せられない」（日本国憲法第31条）と記載されている。これらの憲法の条文を鑑みると，いかなる理由があっても，身体拘束の実施は基本的人権や人間の尊厳を奪いかねない行為であることを認識しておかなければならない。

2）身体拘束がもたらす弊害

　身体拘束は，さまざまな弊害をもたらす行為であることは，看護職をはじめとした医療従事者や介護職の誰しもが認識していることであろう。では，身体拘束の実施は具体的にどのような弊害をもたらすのか。「身体拘束ゼロへの手引き」（厚生労働省，2001）では，身体拘束によって，人権擁護的観点の問題だけでなく，高齢者のQOL（生活の質）低下，身体機能の低下により寝たきりになってしまうこと，身体拘束を原因とした死を招くことを指摘している。

　同手引きでは，身体拘束がもたらす多くの弊害を身体的弊害，精神的弊害，社会的弊害の3つに分類しており（表3−12），身体拘束を行うことにより，これらの弊害の悪循環を生むことが危惧されている（厚生労働省 2001）。

表3−12　身体拘束がもたらす弊害

身体的弊害	1）身体合併症：関節拘縮，筋力低下といった身体機能の低下，圧迫部位の皮膚障害，誤嚥性肺炎，深部静脈血栓症を起因とした肺血栓塞栓症など 2）食欲の低下，心肺機能や感染症への抵抗力の低下など 3）身体拘束使用に伴う転倒・転落事故：車いすに拘束しているケースでは，無理な立ち上がりによる転倒事故，拘束具による窒息などの事故の発生のリスク
精神的弊害	1）精神的苦痛（不安や怒り，屈辱感やあきらめ，生きる意欲の低下など）と人間としての尊厳の侵害 2）認知症の進行，せん妄の発症 3）家族に対する精神的苦痛：混乱，後悔，罪悪感など 4）看護・介護スタッフの自らのケアに対する誇りや士気の低下
社会的弊害	1）医療・介護施設等に対する社会的な不信感や偏見の増大，信頼の喪失 2）経済的影響：身体拘束による高齢者の心身の機能低下に伴う，追加の医療処置の必要性と経済的な損失

出所）厚生労働省「身体拘束ゼロ作戦推進会議」2001，p.6を一部加筆・要約して作成

　例えば，前述したように，認知症をもつ高齢者が治療や安静制限を理解できず，点滴を外そうとしたり，ベッドから一人で降りようと行動する場面を多くの看護師が経験したことがあるのではないか。そこで，安易な判断で安全確保のために身体拘束をしてしまうと，高齢者はその状況を理解できず，不安や怒り，屈辱感といったさまざまな精神的な苦痛を感じるであろう。その人の立場からすると，身体拘束を外そうとする行為はある意味正常な反応であると考えられるが，看護職はそれを危険な行動と判断し，身体拘束を継続してしまうこともあるかもしれない。身体拘束の継続は，認知症の進行やせん妄発症，それに伴う転倒・転落リスクを高め，さらに身体拘束が必要な状況を招いてしまう。そして，最初は高齢者の安全を確保するために一時的に始めた身体拘束が次第に常時化し，それがその人の不動化につながる。犬尾（2018）は，身体拘束によって動けなくなってしまった患者は，関節拘縮や筋力低下などの身体機能の

低下，圧迫部位の皮膚障害，誤嚥性肺炎，深部静脈血栓症を起因とした肺血栓塞栓症などの身体合併症の発症リスクが伴う，と述べており，高齢者においては拘束具に伴う窒息事故など，直接生命リスクに関わる問題が生じ得ることも認識しておかなければならない。仮に身体拘束の使用により高齢者にこれらの身体合併症が発症してしまうと，追加の医療処置を必要とし，経済的損失を伴う。また，身体拘束の使用が看護職や介護職が行うケアに対する誇りや士気を低下させたり，医療施設や介護施設に対する社会的な不信感や偏見の増大，信頼の喪失にもつながりかねない。

　このように身体的・精神的・社会的弊害の原因となる身体拘束をやめることは，この「悪循環」を逆に，高齢者の自立促進を図る「良い循環」に変えることを意味している（厚生労働省 2001）。

２．介護保険制度上の身体拘束

１）身体拘束禁止に向けた背景とその動向

　前述したように，身体拘束は基本的人権や尊厳を侵害するだけでなく，高齢者にさまざまな弊害をもたらすため，介護保険制度上原則禁止となっている。我が国における身体拘束禁止に向けた背景とその動向を表3－13に示す。

表3－13　身体拘束禁止の背景とその動向

1997年（平成 9 年）	介護保険法成立
1998年（平成10年）	「抑制廃止福岡宣言」
1999年（平成11年）	身体拘束禁止規定の発令
2000年（平成12年）	介護保険法施行，身体拘束ゼロ作戦推進会議の発足
2001年（平成13年）	身体拘束ゼロへの手引き発刊
2006年（平成18年）	介護報酬改定，身体拘束廃止未実施減算の導入
2018年（平成30年）	介護報酬改定，身体拘束廃止未実施減算の改定
2021年（令和 3 年）	身体的拘束適正化指針

出所）特定非営利活動法人全国抑制廃止研究会　「厚生労働省 平成26年度 老人保健健康増進等事業 介護保険関連施設等の身体拘束廃止の追跡調査及び身体拘束廃止の取組や意識等に関する調査研究事業報告書」2015，p 3，身体的拘束適正化指針などを要約・加筆して作成

　身体拘束禁止は介護保険制度導入前，いわゆる老人病院で身体拘束等が問題になり，少しずつ議論がされ始めたのは1990年代であったと言われている（特定非営利活動法人全国抑制廃止研究会 2015）。その後，1998年に開催された第6回介護療養型医療施設全国研究会で「抑制廃止福岡宣言」が発表され，身体拘束廃止に向けた活動が全国的に活発化した。

　さらに，1999年に発出された厚生省令（厚生労働省 1999）においては，「サービスの提供に当

たっては，当該入所者又は他の入所者等の生命又は身体を保護するため緊急やむを得ない場合を除き，身体的拘束その他入所者の行動を制限する行為を行ってはならない」，「身体的拘束等を行う場合には，その態様及び時間，その際の入所者の心身の状況並びに緊急やむを得ない理由を記録しなければならない」ことが規定され，さまざまな介護保険制度上の施設等において，身体拘束の原則禁止とやむを得ず身体拘束を行う場合にはその理由を記録する必要性が示された。

介護保険制度が施行された2000年，厚生省（現行厚生労働省）は身体拘束の問題を解消し，現場の介護の質向上を図るために「身体拘束ゼロ作戦推進会議」を発足させた（厚生労働省 2001）。翌年，介護現場における身体拘束のないケアの実現をするために，同会議より「身体拘束ゼロへの手引き」が発刊され，身体拘束をせずにケアを行うための基本的な考え方が示された。

2006年の介護報酬改定では，施設系サービスを中心とした身体拘束廃止に向けた取り組みの強化として，身体拘束廃止未実施減算が導入された。身体拘束禁止規定では，例外的に身体拘束を行う場合において，理由等の記録を行うことが義務付けられているが，こうした基準を満たしていない場合には，減算されることとなった（厚生労働省 2008）。さらに，2018年の介護報酬改定（厚生労働省 2018d）では，施設系サービスおよび居住系サービスの身体拘束等の適正化を推進するために，以下の4つの措置を講じることが義務付けられた。

①身体的拘束等を行う場合には，その態様及び時間，その際の入所者の心身の状況並びに緊急やむを得ない理由を記録すること。

②身体的拘束等の適正化のための対策を検討する委員会を3カ月に1回以上開催するとともに，その結果について，介護職員その他従業者に周知徹底を図ること。

③身体的拘束等の適正化のための指針を整備すること。

④介護職員その他の従業者に対し，身体的拘束等の適正化のための研修を定期的に実施すること。

このように，国を挙げて身体拘束廃止のための取り組みが推進されてきた。

2）身体拘束禁止の対象となる具体的な行為

先に述べたように，介護保険指定基準における禁止対象となる行為は，「身体的拘束その他入所者の行動を制限する行為」である。「身体拘束ゼロへの手引き」では，身体拘束禁止の対象となる具体的な行為を以下，表3－14のように示している。

四肢固定具（ひも）やミトン型手袋，Y字型拘束帯，腰ベルトなどは多くの医療施設や施設で常時準備されている物品であるが，徘徊や転倒・転落予防，チューブ類の自己抜去予防のためにこれらの身体拘束具を使用することは禁止されている。ベッド柵や車いすテーブル，立ち上がりを妨げるような椅子を設置することは，医療・介護スタッフが日常業務の中で高齢者の安全を確保するために何気なく行いがちな行為であるが，これも行動制限につながる身体拘束

である。また，高齢者が興奮・混乱状態にある際に，医師の指示のもと向精神薬を使用することはよくあることだが，向精神薬が過剰投与されてしまった場合は，拘束具が使用されなくても自力で動くことが困難となる。これも身体拘束の一つとなるため，向精神薬の服用は慎重に検討しなければならない。同様に，高齢者を個室隔離して鍵を閉めるなどの行為も拘束具を使用しない身体拘束である。

現場では，高齢者に危険行動が認められた場合，安全管理の一環としてこのような行為を選択しがちであるが，身体拘束具の使用はもちろんのこと，何気なく実施した環境整備や薬剤の投与が禁止対象となる身体拘束に該当する可能性があることを認識した上で，ケアを検討していかなければならない。

表3－14 身体拘束禁止の対象となる具体的な行為

(1) 徘徊しないように，車いすやいす，ベッドに体幹や四肢をひも等で縛る。
(2) 転落しないように，ベッドに体幹や四肢をひも等で縛る。
(3) 自分で降りられないように，ベッドを柵（サイドレール）で囲む。
(4) 点滴・経管栄養等のチューブを抜かないように，四肢をひも等で縛る。
(5) 点滴・経管栄養等のチューブを抜かないように，または皮膚をかきむしらないように，手指の機能を制限するミトン型の手袋等をつける。
(6) 車いすやいすからずり落ちたり，立ち上がったりしないように，Y字型拘束帯や腰ベルト，車いすテーブルをつける。
(7) 立ち上がる能力のある人の立ち上がりを妨げるようないすを使用する。
(8) 脱衣やおむつはずしを制限するために，介護衣（つなぎ服）を着せる。
(9) 他人への迷惑行為を防ぐために，ベッドなどに体幹や四肢をひも等で縛る。
(10) 行動を落ち着かせるために，向精神薬を過剰に服用させる。
(11) 自分の意思で開けることのできない居室等に隔離する。

出所）厚生労働省「身体拘束ゼロ作戦推進会議」2001，p.7 を引用

3）緊急やむを得ない場合の条件と対応

介護保険指定基準上，「当該入所者又は他の入所者等の生命又は身体を保護するため緊急やむを得ない場合」には，身体拘束が認められているが，これは，「切迫性」「非代替性」「一時性」の3つの要件を満たし，かつ，それらの要件の確認等の手続きが極めて慎重に実施されているケースに限られる（厚生労働省 2001）。「緊急やむを得ない場合（一時的に発生する突発事態）」には，表3－15に示す3つの要件すべてを満たすことで身体拘束が例外的に認められる条件となる。

この3つの条件が満たされているかを適切に判断するためには，担当のスタッフ個人または数名の判断で身体拘束の使用を決めるのではなく，施設全体としての判断が行われるように「身体拘束廃止委員会」を設置し，事前にルールや手続きを定めておく必要がある。また，3

表 3 － 15　「緊急やむを得ない場合」に認められる身体拘束の 3 つの要件

切迫性	利用者本人または他の利用者等の生命または身体が危険にさらされる可能性が著しく高い（意識障害，説明理解力低下，精神症状に伴う不穏，興奮）
非代替性	身体拘束その他の行動制限を行う以外に代替する介護方法がないこと（薬剤の使用，病室内環境の工夫では対処不能，継続的な見守りが困難など）
一時性	身体拘束その他の行動制限が一時的なものであること

出所）厚生労働省「身体拘束ゼロ作戦推進会議」2001, p.22を一部改変して引用

つの条件を満たし，緊急やむを得ない場合と判断されて身体拘束を開始する際には，対象となる高齢者とその家族に対し，施設長や医師，現場の責任者から説明を行い，同意を得ることが求められる。説明内容としては，身体拘束の内容，目的，理由，拘束の時間，時間帯をできるかぎり詳細に説明を行い，十分な理解が得られるように努めることが重要である。身体拘束を実施した場合においては，前述した介護保険指定基準の身体拘束禁止規定に則り，「その態様及び時間，その際の入所者の心身の状況並びに緊急やむを得ない理由」を記録しなければならない。さらに，「緊急やむを得ない場合」に該当するかどうかを常に観察，再検討し，3 つの条件を満たさなくなった場合には，直ちに身体拘束を解除する必要がある（厚生労働省 2001）。なお，身体拘束を解除した場合においては，対象となる高齢者の生命または身体が危険にさらされていないか，継続的に観察し，評価することが重要である。

　このように，介護保険指定基準上の「生命又は身体を保護するため緊急やむを得ない場合」の規定は，慎重かつ厳格に検討され，身体拘束の実施は例外的に扱われなければならない。そして，身体拘束廃止に向けた組織としての取り組みを前提として，やむを得ず身体拘束を検討する必要性が生じた際には，決して個人の判断ではなく，組織のルールや手続きにのっとり判断されることが絶対条件であり，そのような組織体制の構築が求められる。

3．医療機関による身体拘束

　医療機関においても，高齢者に身体拘束を実施することは，その人の尊厳を奪いかねない行為であるとともに，身体的・心理的・社会的弊害をもたらすことは変わらない。しかし，公益社団法人日本病院協会が行った調査（2016）では，前述した「身体拘束ゼロへの手引き」に記載されている身体拘束11行為を一つ以上行うことがあると回答した病棟・施設は，医療保険適応病床が90％以上であり，介護療養型医療施設では約85％，介護施設等はいずれも50％未満であったと報告されている。ここから，医療機関においては，介護保険施設に比べて身体拘束ゼロを達成していない病院が多く，治療や安全上の理由により身体拘束の必要性が高いことが示

唆されている。さらに，急性期病棟，慢性期病棟ともに身体拘束を受ける患者割合は，明確な差がなかったことも報告されている。急性期病棟では病状が不安定な患者や治療に伴いさまざまな医療機器やカテーテル，チューブ類を装着している患者，慢性期病棟では高齢で認知症が進行している患者が多い中で，医療デバイスの抜去に伴う治療中断や生命リスクの回避のため，せん妄や BPSD などの発症時に危険を回避するために身体拘束が選択されていることが予測される。同調査の結果は，医療機関で身体拘束ゼロを達成することの難しさを物語っている。

　身体拘束の実施率を低減するためには，身体拘束が必要となる原因を把握する必要がある。医療機関で身体拘束が実施されてしまう原因はどのようなものか。表3－16に身体拘束の原因となる患者の行動・症状と実施される方法を示す。

表3－16　身体拘束の原因となる患者の行動・症状と実施される方法

原因となる患者の行動・症状	実施される方法
転倒転落 ・転落の恐れがある ・立ち歩くと転倒の恐れがある ・実際に転倒・転落したことがある	・ベッドの四方を柵や壁で囲む ・Y字型拘束帯や腰ベルト，車いすテーブルを付ける ・向精神薬の多剤併用
点滴・チューブ類の自己抜去 ・点滴・チューブ類を抜去しようとする ・実際に点滴・チューブ類を抜去したことがある	・ミトン型手袋等の装着 ・ベッドの四方を柵や壁で囲む
暴力，暴言	・ベッドの四方を柵や壁で囲む ・向精神薬の多剤併用
かきむしり，自傷行為	・ミトン型手袋等の装着 ・ベッドの四方を柵や壁で囲む
弄便，不潔行為	・ベッドの四方を柵や壁で囲む ・ミトン型手袋等の装着 ・Y字型拘束帯や腰ベルト，車いすテーブルを付ける
睡眠障害，不穏・せん妄症状	・ベッドの四方を柵や壁で囲む ・Y字型拘束帯や腰ベルト，車いすテーブルを付ける ・向精神薬の多剤併用 ・離床検知のマットセンサー・赤外線センサーの設置

出所）鈴木みずえ編『認知症 plus 身体拘束予防―ケアを見つめ直し，抑制に頼らない看護の実現へ』日本看護協会出版会，2021，p.4 を一部改変して引用

　前述した調査（公益社団法人日本病院協会 2016）によると，身体拘束の被実施率が高い原因となる行動・症状として，チューブ類の抜去（点滴・チューブ類の自己抜去をしようとする動作，実際に点滴やチューブ類を自己抜去したことがある），手の動作による行動（かきむしり，自傷行為，弄便，不潔行動，脱衣やオムツはずし），転落の恐れがあることなどが報告されている。身体拘

束の内容として，「ベッドの四方を柵・壁で囲う」は，ほとんどの身体拘束の原因に対して実施されていた。それに加え，チューブ類の抜去に対しては，「ミトン型の手袋等の着用」，手の動作による行動に対しては，「ミトン型の手袋等の着用」，「Y字型拘束帯や腰ベルト，車いすテーブルを付ける」などの対応，転落の恐れに対しては「Y字型拘束帯や腰ベルト，車いすテーブルを付ける」などの対応がとられていた。

　また，暴言，暴力，睡眠障害，不穏・せん妄状態やそれに伴う転倒・転落リスクが高い患者には，「向精神薬の多剤併用」が行われている。実施率はそこまで高くないものの，せん妄や不穏症状などで安静制限が守れないような患者に対しては，「離床検知のマットセンサー・赤外線センサー等の設置」が行われている。

　このように，高齢者の生命リスクや治療上の弊害となる行為を回避するために，さまざまな器具を用いて高齢者を物理的に拘束することのみならず，薬剤投与によって高齢者の自発的な行動を抑制することや，マットセンサーの設置などのように，物理的な拘束はないものの，高齢者を心理的に行動制限してしまうことも身体拘束として位置づけられる。多くの医療機関では，こういった身体拘束が簡単に使用できるように準備されているであろう。また，医師も常駐しているため，薬剤投与の指示も得やすい。ゆえに，医療者が身体拘束を使用する際の原則を認識し，倫理観を持った行動をとらないと，たやすく身体拘束が実施されてしまう可能性があると考えられる。

　したがって，身体拘束の原因となる高齢者の行動・症状が生じた際には，まず身体拘束を行う前に，その原因を解決できるような代替となるケアを検討することが重要である。仮に，身体拘束を選択せざるを得ない場合においても，「緊急やむを得ない場合」の条件に合致しているのかを必ず確認する必要がある。医療機関においては，介護保険施設入所者に比べて入院する高齢者の生命リスクが高く，「緊急やむを得ない場合」に合致する状況に遭遇する頻度は多いかもしれない。身体拘束を選択した場合においても，できる限り早期に身体拘束が解除されるよう，毎日その必要性を評価し，中止を検討していかなければならない。一人ひとりの事例に対し，本当に身体拘束が必要な状況か，仮に，身体拘束の使用を選択した場合においても，適切な対応がとられているかを評価するために，資料に示すような，「身体拘束に関するチェック表」などを活用して身体拘束の実施状況を見える化し，組織やチーム全体ですぐに話し合えるような体制を整えていくことも重要である。

　手術などによる影響で患者にせん妄症状が発症した場合，一時的な身体拘束が実施されることもあるが，一方で，認知症者の増加に伴い，医療機関においても認知症や認知機能の低下に対応するための身体拘束は，増加傾向にあると考えられる。そのため，2016年の診療報酬改定時に認知症ケア加算1と認知症ケア加算2が新設された（厚生労働省 2016）。認知症ケア加算は，医療機関に身体疾患のために入院した認知症患者に対する病棟でのケアや多職種チームの

介入について評価することを目的としている。認知症のBPSDは人的環境及び物的環境を整えることによって低減できることであり，多くの医療機関が認知症ケア加算を利用するようになった。しかしながら，その実践はまだまだ萌芽的であるため，2020年度の改正ではより質の高い認知症ケアを提供する観点から，認知症ケア加算の評価体系および算定要件の見直しが行われ，専任の医師又は専門性の高い看護師を配置した場合の評価が新設され，2段階であった評価基準が3段階となった（厚生労働省 2020d）。加算が手厚くなった背景には，認知症ケアの充実が図られていないということも意味する。看護職及び介護職の認知症ケア力を育むことが喫緊の課題であると考える。

[資料]　身体拘束に関するチェック表

記入年月日：　　　年　　月　　日　　　　氏名：＿＿＿＿＿＿＿＿＿＿＿＿＿＿

1.　現在の患者や利用者の状況について，該当する箇所にチェック（レ）をしてください。

	確認事項	はい	いいえ
1	徘徊しないように，車いすやいす，ベッドに体幹や四肢を拘束帯等で縛っている。	☐	☐
2	転落しないように，ベッドに体幹や四肢を拘束帯等で縛っている。	☐	☐
3	自分で降りられないように，ベッドを柵（サイドレール）で囲んでいる。	☐	☐
4	点滴・経管栄養等のチューブを抜かないように，四肢を拘束帯等で縛っている。	☐	☐
5	点滴・経管栄養等のチューブを抜かないように，または皮膚をかきむしらないように，手指の機能を制限するミトン型の手袋等をつけている。	☐	☐
6	車いすやいすからずり落ちたり，立ち上がったりしないように，Y字拘束帯や腰ベルト，車いすテーブルをつけている。	☐	☐
7	立ち上がる能力のある人の立ち上がりを防げるようないすを使用している。	☐	☐
8	脱衣やおむつはずしを制限するために，介護衣（つなぎ服）を着せている。	☐	☐
9	他人への迷惑行為を防ぐために，ベッドなどに体幹や四肢を拘束帯等で縛っている。	☐	☐
10	行動を落ち着かせるために，向精神薬を過剰に服用させている。	☐	☐
11	自分の意思で開けることのできない居室等に隔離している。	☐	☐

出所）厚生労働省「身体拘束ゼロ作戦推進会議」2001，p.7を一部改変して引用

2.　1で「はい」にチェックをした事例は，以下の要件を満たしていますか。該当する箇所にチェック（レ）をしてください。

	確認事項	はい	いいえ
1	患者（利用者）本人もしくは他の患者（利用者）等の生命または身体が危険にさらされる可能性が著しく高い。（切迫性）	☐	☐

2	身体拘束がその他の行動制限を行う以外に代替する看護（介護）方法がない。（非代替性）	☐	☐
3	身体拘束その他の行動制限が一時的なものである。（一時性）	☐	☐
4	「緊急やむを得ない場合」の判断を組織（チーム）全体で行っているか。	☐	☐
5	事前に，患者（利用者）本人および家族に対して，できる限り詳細に説明し，十分な理解を得るよう努めているか。	☐	☐
6	態様および時間，その際の患者（利用者）の心身の状況，緊急やむを得なかった理由を記録しているか。	☐	☐
7	（介護老人保健施設の場合）施設の医師が，記録を診療録に記載しているか。	☐	☐
8	実施している身体拘束の廃止の検討を定期的に行っているか。	☐	☐

3．身体拘束を実施している患者や利用者の状況の記録　（例）

年　齢	開始年月日	理由及び解除基準	拘束の形態・時間帯等	家族等への説明内容
98	○年○月○日	＜理由＞ 誤嚥性肺炎のため輸液を行うこととなったが，認知機能の低下に伴い治療の理解が得られず，自己抜去を繰り返し，治療が妨げられている。治療が進行しないと，重症化リスクが高い状況にある。 ＜解除基準＞ 病状の回復によるすべての輸液終了後	＜拘束形態＞ 両手のミトンと両上肢の拘束帯を用いた拘束 ＜時間帯＞ 輸液を行っている間 （輸液終了後は，ヘパリンロックをして挿入部は弾力包帯で固定し，さらに手掌まで覆えるアームウォーマーを装着）	誤嚥性肺炎のため，抗生物質と，電解質を維持する輸液が必要であること。しかし，自己抜去を繰り返しているため，輸液を行っている間はミトンと両上肢の拘束を行いたい。輸液終了後や家族や医療・介護スタッフが付き添える場合は拘束を外すことなどを説明。

4．身体拘束回避のためのケア

1）身体拘束を回避するための組織文化の醸成

　前述したように，介護保険制度や診療報酬の改定により，身体拘束禁止規定による国からの金銭的インセンティブが導入されたが，簡単に各施設や病院の身体拘束が低減するわけではない。これは医療・介護スタッフ個人の取り組みだけではなく，各施設の取り組みや組織文化のあり方が重要となる。身体拘束ゼロ作戦推進会議（厚生労働省 2001）では，身体拘束を低減するためには，5つの方針を重要視している。それぞれの説明内容を要約し，以下に示す。

　① トップが決意し，施設や病院が一丸となって取り組む

　　組織のトップが「身体拘束廃止」に向けた方針を明確に示し，現場をバックアップする体制を整え，組織全体で一丸となって取り組む。

　② みんなで議論し，共通の意識をもつ

　　身体拘束の弊害を組織全体が認識し，問題意識を共有し，身体拘束廃止に向けた議論を行

う努力が求められる。その論点には，「患者や施設の利用者中心」という考え方をもつことが重要であり，身体拘束に対する考え方や，その代替となる対応方針を本人とその家族に説明し，理解と協力を得る。

③　まず，身体拘束を必要としない状態の実現を目指す

対象となる高齢者に問題行動がある場合は，その人の心身の状態や生活歴をアセスメントした上でその問題行動の原因を除去し，身体拘束を必要としない状態を作り出す。

④　事故の起きない環境を整備し，柔軟な応援体制を確保する

対象者となる高齢者に事故を起こさせない環境面の整備・調整や，対象者が落ち着かない状態で対応困難な場合は，すべてのスタッフが臨時で応援体制に入れるような柔軟な組織体制を構築する。

⑤　常に代替的な方法を考え，身体拘束するケースは極めて限定的に

身体拘束をせざるを得ない場合には，まず代替方法を検討し，身体拘束を行うケースは極めて限定的にしなければならない。身体拘束を行う場合には，「なぜ拘束されているのか」を考え，いかに解除するかを検討し，ケア方法の改善や環境整備について創意工夫する。

このように，身体拘束を回避するためのケアを現場レベルで実践・浸透させるには，組織員全員が身体拘束廃止に向けて同じ方向を向き，身体拘束を行わないという組織文化の醸成が求められる。

2）身体拘束を回避するためのケアの原則

では，看護職や介護職が現場レベルで身体拘束を回避するためのケアとして，具体的にどのようなことを実践する必要があるのか。身体拘束ゼロ作戦推進会議（厚生労働省 2001）では「身体拘束をせずにケア－3つの原則」として，①身体拘束を誘発する原因を探り除去する，②5つの基本的ケアを徹底する，③身体拘束廃止をきっかけに「よりよいケア」の実現，を示している。

1つ目の原則については，認知機能が低下している高齢者等の徘徊や興奮状態，転倒リスクの高い不安定な歩行状況や点滴の抜去などの危険行動，自傷行為，体位保持が困難な状況等に関して，これらの状況には，必ずその人なりの理由や原因があり，ケアする側の関わり方や環境に問題があることも少なくない。したがって，その行動の理由や原因を徹底的に探り，除去するケアが必要である。2つ目の原則については，起きる，食べる，排泄する，清潔にする，活動する，という基本的な高齢者のニーズを把握し，その人の状態に合わせた適切なケアを徹底することである。そして，これらのケアを行う際には，ニーズを満たすだけではなく，高齢者一人ひとりに積極的に関わり，伝えたくてもうまく伝わらない気持ちやサインをケアする側が感じ取り，少しでも不安や不快，孤独感を緩和していくことが求められる。3つ目の原則については，組織における「身体拘束廃止」を最終ゴールとせず，その取り組みの過程で出てき

たさまざまな課題をスタッフが受け止め，よりよりよいケアを提供することに尽力することである。このような取り組みによって，組織全体のケアの質の向上や対象者の生活環境の改善が図られることが期待される（厚生労働省 2001）。

3）身体拘束を回避するための予防的なケア

臨床現場では，看護職も介護職も患者の安全管理に伴う身体拘束の使用について，日々葛藤しながらケアを提供していると考えられるが，身体拘束ガイドライン（日本看護倫理学会 臨床倫理ガイドライン検討委員会 2015）は身体拘束をなくすことを目的として，スタッフが身体拘束について悩んだり，迷った時のケアの指針が示されている。以下，当該ガイドラインにおける重要な視点を要約する。

身体拘束ガイドライン（日本看護倫理学会 臨床倫理ガイドライン検討委員会 2015）では，患者に危険と思われる症状を，①転倒，転落の危険性が高い，②チューブを抜いてしまう，③攻撃的な行為がある，④ケアに抵抗する，⑤大声で叫ぶ，⑥オムツを外してしまう・衣類を脱いでしまう，の 6 つに大別している。これらの症状が出現した時，身体拘束をせずに症状の原因を考え，安全策を講じながらケアを見直していく必要がある。

⑴ せん妄の予防的ケア

まず，高齢者の危険症状の背景には，せん妄症状が潜んでいる場合が多く，すべての高齢者において，せん妄症状のアセスメントを行う必要がある。看護職は，せん妄の特徴である「発

表 3 － 17　せん妄のリスク因子

- 準備因子：脳機能の低下に影響する要因
　　高齢（60歳以上），認知症・脳血管障害，慢性腎疾患，肝疾患，肺疾患
- 直接因子：せん妄発症の病因となる疾患や薬物
　　中枢神経疾患（けいれん発作，脳血管障害等）
　　内分泌・代謝性障害（低酸素症，貧血，脱水，電解質異常，低血糖，高血糖，腎不全等）
　　循環・呼吸器系疾患（心筋梗塞，うっ血性心不全，呼吸不全等）
　　他の疾患 状態（アルコール離脱，感染症，悪性腫瘍，重症外傷，手術侵襲等）
　　薬物（抗不安薬，睡眠導入薬，抗パーキンソン病薬，抗うつ薬等）
- 誘発因子：せん妄発症を促進する環境や心理的要因
　　環境の変化（緊急入院，初めての・不慣れな環境等）
　　感覚過剰・遮断（視覚，聴覚障害，眼鏡，補聴器などの未装着，騒音，過剰な照明等）
　　不動・身体拘束（安静，点滴・胃管・ドレーンなどの挿入，酸素マスク・心電図モニター等の
　　　　　　　　　装着等）
　　疼痛：コントロールされていない疼痛
　　排泄に関する問題（便秘，頻尿，失禁，普段と異なる排泄方法等）
　　睡眠障害（不眠，コントロールされていない眠剤投与等）
　　心理的ストレス（不安，気がかりな出来事，喪失体験）

出所）日本看護倫理学会 臨床倫理ガイドライン検討委員会「身体拘束予防ガイドライン」2015, p. 6 表 1 を一部改変して引用

症が急激」・「症状の動揺」・「可逆性」について十分理解し，せん妄の早期発見・早期対応に努める必要がある。また，せん妄発症を予防するには表3-17に示したせん妄のリスク因子として，「準備因子」，「誘発因子」，「直接因子」がないかを確認し，これらの因子を調整して予防策を実践することが重要となる。変えることのできない年齢や既往歴など，「準備因子」を除去することはできないが，「直接因子」や「誘発因子」はできる限り取り除く必要がある。脱水を予防し，電解質や水分出納バランスを保ち全身状態を整えるなど，医師と協働して治療的な介入を行ったり，カレンダーや時計などを設置し見当識を維持する介入を行うことや患者の生活リズムを整える環境調整を行うなど，さまざまな方面からせん妄の予防的なケアを提供することが，直接的に高齢者の危険行動の低減につながると考えられる。

(2) 危険症状に対するケアのポイント

　せん妄予防のためのケアを実践しても，前述した6つの危険と思われる症状が出現した場合，もしくは出現するリスクが高い場合には，その症状の原因を適切にアセスメントし，予防的なケアを提供する必要がある。以下，身体拘束ガイドライン（日本看護倫理学会　臨床倫理ガイドライン検討委員会 2015）に示されているアセスメントの視点や予防的なケアのポイントの一部を紹介する。

① 転倒・転落の危険性が高い

　高齢者が転倒・転落するとき，せん妄状態にない限り，その多くはその人なりの行動の理由（例えば「トイレに行きたい」「落とした物を取りたい」「長時間座っていてお尻が痛かった」など）がある。認知症等により行動理由の言語化が難しい場合は，そのことを看護職が察知する必要がある。その行動の理由を受け止め，行動を予測して，事前に適切な対応や環境を整えていくことが転倒・転落の予防につながる。予防的ケアの具体策として，高齢者が使用するものは手の届く位置に配置したり，ベッドの高さや車いすが移動しやすい位置に整えるなどして，自立的な動作を支援する環境づくりをすること。排泄の間隔を把握し，先取りして排泄ケアを行うことで，対象者の理由ある行動を制限することが回避される。

② チューブ類を抜いてしまう

　高齢者が医療行為の必要性を認知できない場合，治療に使用されるチューブ類は不快や苦痛をもたらすもの，行動時に邪魔になるものとして認知して，抜去したり，はさみで切ったりするかもしれない。まずは高齢者の視点に立ち，チューブの痛みや不快感がないか，固定部位の掻痒感がないかなど，なぜチューブを抜くのかを考え，それゆえに，どのような環境を整えていくことが必要なのかチームで検討する必要がある。予防的なケアとして，その人にとって苦痛の少ないチューブの種類やサイズの選択，鎮痛剤の投与，固定部の清潔保持などによってチューブ挿入による苦痛の緩和をする。チューブ挿入について分かりやすく説明し，行動の妨げにならないようすること，チューブに注意が向かないような環境調整等が挙げられる。また，

チューブの留置の必要性を判断し，早期抜去に向けた介入を行うことも重要である。

③ 攻撃的な行為がある

　高齢者が自分の感情を制しきれず物を投げたり，激しい言葉を使ったり，暴力を振るうことがある。こうした行動は身体的な病気が原因になるとともに，ケアの不足，医療行為に影響する。また不快感，心細さ，孤独，不安などの気持ち，自分の思うようにならず，自分が他者から正当に認められない時に生じる葛藤やフラストレーションにより引き起こされる。身体的な病気による症状は，医師と相談しながら治療を進めることが必要であるが，あいさつ，スキンシップ，声かけ，「快」を引き出す身体面のケアを通して，高齢者との関係性を構築することに努めるなど，ケアや環境を調整・工夫することで，容易に症状の改善や軽減を図ることができる。逆にその人の状況を理解できないスタッフの対応により，症状を悪化させてしまうことがある。したがって，心身のアセスメントと同時に関わり方を工夫することが重要となる。関わる際は，否定や議論をせず優しく声をかけ，叱ったり，行動を制止するような声かけは避ける必要がある。また，高齢者が混乱しているときには，きちんと話を聞き，その行動に向き合うことが大切である。

④ ケアに抵抗する

　高齢者の身体に触る，声をかけることで，身体が緊張してこわばり，ケア（介護・看護・治療）に対して拒否的なしぐさや言動を示すことがある。これは高齢者にとって，ケアする側の関わりが不快・苦痛と感じるあらわれである。「何が苦痛になっているか」という視点で身体的，心理的，社会的な要因を探ることが必要となる。その人にとって安心できる環境と信頼される関係を築き，必要なケアの実践に努める。ケアのポイントとして，看護職は，ケアの必要性をあらかじめ高齢者に分かりやすく伝え，表情や態度をよく観察してケアするタイミングを選択する必要がある。また，痛みや不快感などの症状がある場合は，苦痛症状の緩和を図ってからケアを実施し，生活歴を把握した上でその人が好む話題を提供する，緊張緩和を図るマッサージや好きな音楽をかけるなど，「快」の刺激になるケアを積極的に取り入れることも効果的である。

⑤ 大声で叫ぶ

　叫ぶという行為は基本的に誰かに助けてもらいたいことがあり人を呼ぶという行為である。高齢者にとって，えも言われぬ不安感や恐怖心，被害的な妄想などを体験していることのあらわれである。助けてもらいたい内容は身体的・心理的・社会的な要因などから起こっており，一見して理解できるものではないかもしれない。また高齢者にとっても，自分自身の状況を認知することができないため非常に苦痛な体験となっている。したがって，まず，その人の行動の理由を看護職が受け止めることが重要である。仮に，つじつまの合わない会話や発言があった際に間違いを正すことはその人を傷つけることになる。決して否定せずに，話に付き合い，

安心できるような会話をすることが大切である。また，苦痛や不快感の原因となる身体症状の緩和を図ったり，夜間の睡眠を確保し，昼夜の区別をつける。不必要なモニターやラインを外し，馴染んだ衣服，時計，日用品，小物類，家族の写真などを整え，安心感をもたらす環境を作ることも効果的である。

⑥　オムツを外す・衣類を脱いでしまう

　オムツの装着は決して心地よいものではない。高齢者がオムツを外すときは，不快感を伴っている。看護職は，排泄のアセスメントを通して，トイレに早めに誘導するなど，失禁を予防することができないかケアを工夫し，できるだけオムツを装着しない状況を作り出していく必要があるとともに，失禁が改善しない場合でも，オムツ内の汚染が長時間にならないように，排泄のタイミングを見逃さず，不快な状況を減少させる必要がある。

　高齢者が脱衣を繰り返す場合の原因としては，基本的なケア不足により不快を感じてしまっていることや，生活に刺激がなく周囲に関心を向ける機会がないため自分自身に関心が向いてしまう結果，衣類を脱ぐ状態になることが挙げられる。高齢者の尊厳やプライバシーに関わることなので「何度も脱いでしまうからこのままでよい」と諦めずに，スキンケアを丁寧に行う，着心地の良い衣類の選択，活動性の低下がないように生活リズムを調整するなど，必要なケアの充足を図る必要がある。

　このように，高齢者の危険と思われる行動や症状を予防し，身体拘束を回避するためのケアを提供するには，治療やケア方法，などさまざまな視点からのアプローチが必要となる。高齢者の行動の原因やその人が求めるニーズは何かを把握し，より適したケア方法を多職種チームで検討し，提供していくことが看護専門職には求められる。

3）パターナリズムからの脱却

　医療機関において，身体拘束が常態化しやすい背景として，安全や事故防止を優先する文化とは別に，専門職と患者間のパターナリズムの存在が強く影響するものと考えられる。それは，医師と患者間だけでなく，看護師と患者の間でも同様である。特に，高齢者や認知症者のさまざまな意思決定場面において，本当にその人の意思がそこに反映されているであろうか。医療者は，治療やケアを提供する際，説明と同意を得ることを基本としているが，そのような場面において，高齢者やその家族から「お任せします」「分からないからお願いします」などという返答はよくある反応だ。また，認知症の症状により意思決定が困難な場合も少なくない。このような状況では，医療者からの一方向的な関係性が医療者主導によるパターナリズムを生みやすく，高齢者の自律を制限してしまいかねない。結果的に，その人のニーズは本当に満たされているとは言えず，自身が受ける治療やそれに伴う制限，提供されるケアを十分に理解できない状況が不安につながり，前述した危険行動の原因になり得る。したがって，看護職は表面的な高齢者の反応をくみ取るだけでなく，その人の行動につながる背景をアセスメントした上

で，意思決定を導かなければならない。

　例えば，認知症をもつ入院治療中の高齢者が，安静制限の意図が理解できず，ベッドから自ら降りようとしてしまうことがあると，多くの看護職は転倒・転落リスクが高いと判断し，看護問題を立案するであろう。この看護上の問題に対して，短絡的に看護を思考すると，危険行動があり，転倒・転落をさせない看護を提供することが中心となりがちとなり，そのケアの一部として身体拘束が選択されてしまうことがあるかもしれない。しかし，身体拘束を回避するためには，前述した危険症状に対するケアのポイントで述べたように，高齢者の行動の背景にある理由をアセスメントして捉える必要がある。生理的な欲求としてトイレに行きたいのか，寂しくてキーパーソンとなる家族を探しに出ようとしているのか，家事を心配して自宅に帰ろうとしているのかなど，行動につながる理由はそれぞれ違い，高齢者の危険行動を予防するには，看護問題を既存の枠組みに当てはめる思考から脱却し，一人ひとりの高齢者の状況に合った問題を捉え，看護を展開していくことが重要となる。したがって，看護職には患者の身体的・心理的・社会的側面や，高齢者を取り巻く環境，その人が生きてきた生活史をアセスメントする能力が求められる。そして，全人的に捉えられた個別的なニーズに丁寧に対応していくことや，高齢者と医療者が双方的な関係を保ち，治療や入院生活の中で共同的意思決定が行われることで，その人の意思が尊重された看護の提供につながる。これが身体拘束を回避するための本質的なケアと考えられる。

　今後，医療機関においては，患者の高齢化や認知症者の増加に伴い，治療上の安全を確保するための身体拘束具の使用について，「緊急やむを得ない場合」であるか，判断に迫られるケースがさらに増えることが予測される。多くの医療現場では，高齢者に危険行動が生じた際に，十分対応できるマンパワーが充足されているとは言い難く，安全管理と倫理的な側面のジレンマを抱えながらケアにあたる看護職が大半である。このような状況の中でも，本項で述べてきた，身体拘束を回避するためにどのようにその人を捉え，それぞれのニーズに合ったケアを提供するかという看護の思考過程を一人ひとりの看護職が身につけておかないと，現場からは永遠に身体拘束は低減・廃止されないであろう。そのためには，看護学生の時から身体拘束具の使用が高齢者に与える影響や代替的なケア方法等の基本的な知識と技術を学び，倫理的・人権擁護的な側面で身体拘束を問題として考えられるような力を育むことが必要である臨床現場で高齢者が身体拘束をされてしまっている状況や，「緊急でやむを得ない場合」に直面した際に，本当にその身体拘束が必要なのか，一つひとつの事例を振り返り，身体拘束の問題について考えることが重要となる。

第 4 節　高齢者のリスクマネジメント

1．リスクマネジメントからセーフティ・マネジメント

1）高齢者に対するリスクマネジメント

　リスクマネジメントは，リスクについて組織を指揮統制するための調整された活動として位置づけられる。そのため，個人のレベルで実践するのではなく，看護を行う組織として取り組む必要がある。高齢者のリスクマネジメントにおいても，事故を未然に防ぐことを前提として，情報を分析する上で，どのようなリスク要因が最も高齢者に有害となるかを多方面から検討することが求められる。あらかじめさまざまなリスクの可能性を見出し，組織的な医療事故防止への取り組みと医療事故をはじめとするさまざまな緊急事態への組織的な対応が必要であり，下記のリスクマネジメントの 3 つの原則を順守して行うことが求められる。

表 3 －18　リスクマネジメントの 3 つの原則

①負担できないほどの損失のリスクを負わない
• 無理なリスクを冒してはならない（Ex：欠員がある状態で緊急手術を行わない）
• 負担能力の限度を超える損失を出すな（Ex：損失が大きければ病院の存続に関わる）
②わずかな負担分を節約するために，多額のリスクを負わない
• ケチをしてチャンスを失うな（Ex：人員配置は医療サービスのニーズに合わせる）
• わずかな保険料を節約するために，大きな補償を犠牲にしない（Ex：医療機関や施設はリスクを考え保険加入が必要，医療・福祉専門職個人レベルでの保険の加入）
• 予防・安全・教育・訓練・リサーチへの投資は惜しむな（Ex：できるだけハード面からの安全管理の整備を行う，安全管理への教育の機会の提供，インシデントレポートの分析）
③確率を考える
• 大局的リスクを大切にせよ（Ex：リスクが高い事項から具体的な対策を立てる）
• 客観的リスクを大切にせよ（Ex：既存や創設した尺度を用いてリスクの事前把握）

出所）小木曽加奈子『医療職と福祉職のためのリスクマネジメント』学文社，2010，p.73 より引用

　リスクマネジメントにおける情報収集は，「医療事故発生の可能性」，「医療事故それ自体」，「医療事故の発生の条件，事情，状況，要因，環境」の 3 つの側面から行う。また，その対象者は患者と家族のみならず医療・福祉専門職を含む職員（ケアを提供する側）や学生や見学者まで範疇は広い。また，どのようなレベルのリスクであるかを判断しながらリスク管理を行う必要がある。

表3－19　リスクマネジメントの対象となるレベル

医療事故：医療や看護などの全過程で発生するアクシデント（事故）である。患者由来による事故も含まれ，医療・福祉専門職の視野の外で発生するアクシデントもある。誤った医療や看護などの行為が実施され，患者に害が及んだ事故をいう。職員や学生側にアクシデントが生じる場合もある
医療過誤：医療や看護などを行う上で，注意義務を怠るなど過失によって生じたアクシデントである
インシデント：誤った医療や看護などの行為が実施されそうになった，あるいは誤った行為が実施されたが，患者には害が及ばなかった状態をいう

２）セーフティ・マネジメント

　リスクマネジメントの類似として，セーフティ・マネジメントという概念がある。企業の運営体制などさまざまな分野でセーフティ・マネジメントは浸透している。医療や看護などにおいても活用されつつあり，医療の質の確保，組織を損失から守ることを目的とする取り組み，体系的・科学的・組織横断的，持続的な取り組み，組織のシステムの再編成，医療行為そのものの見直しなどが進められている。セーフティ・マネジメントは，リスクマネジメントとほぼ同じであると解釈されることが多いが，その目指すところは大きな違いがある。リスクマネジメントはリスクをコントロールして安全を確保することであり，セーフティ・マネジメントは安全を確保していれば医療事故へはつながらないという考え方である。このことを念頭におけば単に同じ内容であるとは言い難いことが分かる（小木曽 2010）。日本看護協会（2013）は，医療事故防止活動を通じて医療の質を保証する「リスクマネジメント（Risk Management）」の仕組みの基盤を整え，次のステップとして患者の安全を管理する「患者安全マネジメント（Patient Safety Management）」という改善のサイクルも構築されつつある，と述べている。これからの時代はリスクマネジメントからの脱却を図り，医療や看護以外の専門分野と同様にセーフティ・マネジメントを推し進めなければならないと考える。

　医師は，治療における適切な指示を看護職などに伝える必要があるが，患者の病状は医師の予測の範疇を超えて変化する場合もあり，その情報はベッドサイドケアを行う看護職がもっていることが多い。つまり，適切な情報提供が医師に与えられなければ，適切な治療につながらない。医師と他の医療・福祉専門職の風通しのよい関係を作り，お互いが自由な意見を述べることができるよう職場の雰囲気作りも重要である。さらに，病状が不安定な患者や急性期の患者であれば，さまざまな検査データや病状の変化により，治療内容は刻々と変化していく。そのため，医療の現場では，得られた情報をできるだけ早く記録に残し，その情報を他職種と共有することが求められる。また，看護を行う上で受け持ち制やチーム制を採用している病院や施設も多いが，タイムリーな情報共有は患者とのラポールの形成に役立つ側面もある。患者の

状況に応じた適切な看護を提供するためには，病態や介助上の注意を熟知する必要があり，患者の情報共有はセーフティ・マネジメントの実践として重要となる。しかし，この方法は，「自分の担当以外の患者の状態が分からない」という危険も併せ持つ。さまざまな患者に対して関心を持ち，主体的に関わる姿勢が大切である。

表3-20　リスクマネジメントの時代的な変容

<従来のリスクマネジメント>　→	<現在・未来のリスクマネジメント>セーフティ・マネジメントに向けてより広い対象となる。
患者のみが対象	患者だけでなく来院者や病院や施設の従業員なども含まれる
安定性の確保	よりエビデンスに基づいた治療の確立。時代の変化への対応
Reactive	Proactive
義務としての活動	創造的な活動まで広がる
医療事故に関するリスク	直接的なケアに留まらず，業務全般に関するリスク管理
施設のリスクマネジメント	サービスのリスクマネジメント（在宅療養も視野に入れる）
医療	医療と財務（病院や施設の利益を守る）
急性期医療	総合的な医療サービス，継続的な医療サービスの確保
個々の事故	事故の傾向
	Quality Assurance（医療の質の確保）
	Quality Improvement（医療の質の改善）
「何をすればいいか」	「何をすればいいか」「どうすればいいのか」「改善策の方向性を打ち出す」
一般の担当者	専門的な知識（資格）のある担当者。施設や病院におけるジェネラリスト
短期的展望	短期的展望と長期的展望（短期目標・長期目標）

出所）小木曽加奈子『医療職と福祉職のためのリスクマネジメント』学文社，2010，p.77を改変して引用

2．インシデントとアクシデント

　インシデントとは，日常的な診療や療養の中で誤った医療行為を中心とした治療行為をはじめ，さまざまな検査や看護行為が患者に実行される前に発見された場合や，あるいは誤った行為が実行されたにもかかわらず，結果として患者に影響を及ぼすことがなかったものが該当する（小木曽 2010）。事象として生じたことが，インシデントなのかアクシデントなのかのみならず，その事象がもたらす患者への影響度を捉えることが必要である。また，その事象の状況によってリスクマネジメントの視点のみならず，セーフティ・マネジメントの視点も活用して対応策や改善策を構築していくことが求められる。

表3－21　Incident と Accident の区分

区分	レベル	患 者 に 対 す る 影 響 度
Incident Clear	レベル0	間違った医療サービスが発生したが，患者には全く影響がなかった。医薬品や医療機器の不都合が生じたが，何らかの事由で患者には実施されなかった（実施されていた場合には，何らかの影響を与える可能性があった） Ex：Aさんに実施する予定の抗生剤の点滴をBさんへ点滴をしてしまったが，幸い両者とも同じ薬剤で同じ分量の点滴をする予定であったため，患者への実害はなかった
Incident	レベル1	間違った医療サービスが実施され，明らかな患者の実害がみられないが，何らかの影響を与えた可能性がある。患者への観察を強化し，心身への配慮の必要性が生じた Ex：Aさんに実施する予定の術前処置である浣腸を誤ってBさんに行ってしまった。Bさんは一見するとその医療サービスによる害が生じていないようであるが，しばらく腹部症状の観察を要した
	レベル2	間違った医療サービスが実施されたことにより，バイタルサインに変化が生じ，患者への観察強化または検査の必要性が生じた Ex：Aさんが使用しているカテコールアミンであるイノバンが残り少なくなり，誤って濃度の濃いイノバンを追加してしまい，血圧が急激に上昇し，30分おきの循環動態の観察が必要になった
Accident	レベル3a	間違った医療サービスが実施されたことにより，消毒や皮膚の縫合などの軽微な治療の必要性が生じた Ex：Aさんを浴室のチェアーから処置台への移乗介助を行っている際に，Aさんの腕が激しく壁に当たり，手背に擦過傷をつくった。そのため，毎日ガーゼ交換が必要になった
	レベル3b	間違った医療サービスが実施されたことにより，本来必要でなかった手術・人工呼吸器装着などの治療や処置の必要性が生じた Ex：歩行が非常に不安定で，かならず見守りが必要なAさんが，夜間1人でトイレに行こうとしてベッドサイドで転倒し，右大腿骨頸部骨折を起こし手術が必要となり，予定より入院期間が1ヶ月延びた
	レベル4a	間違った医療サービスが実施されたことにより，永続的な障害や後遺症が残ったが，有意な機能障害や美容上の問題を伴わない Ex：低体温法を実施していたが，手指への循環不全が生じ，左手の第5指（小指）が壊死に陥り，切断することになった
	レベル4b	間違った医療サービスが実施されたことにより，永続性の障害が残り，有意な機能障害や美容上の問題を伴う Ex：手術中の麻酔を誤って行ったために下半身麻痺となってしまった
	レベル5	間違った医療サービスが実施されたことにより死を招いた Ex：B型の患者にA型の血液を輸血し，患者は高度な溶血をおこし，敗血症を併発して死に至った

出所）小木曽加奈子『医療職と福祉職のためのリスクマネジメント』学文社，2010，p.100を引用

３．高齢者特有のリスク

１）ICF に基づく加齢に伴う変化

　高齢者は個人の加齢変化を基盤にさまざまな疾患を有しているため，成人期と比べリスクとなる要因が多いことが特徴である。加齢に伴う心身機能と身体構造をあらかじめ把握し，その状況に応じたセーフティ・マネジメントにより，アクシデントを防ぐことに役立つ。

　高齢者の疾患の特徴をまとめると，①複数の疾患や障害を有する，②症状が非典型的である，③慢性化しやすい，④急変や重篤化しやすい，⑤予後が社会的要因に大きく影響される，⑥薬物に対する反応が若年者と異なる，⑦水・電解質の異常をきたしやすい，⑧精神症状を起こしやすい，⑨機能障害につながりやすい，⑩個人差が大きい，ということがあげられる（新井 2017）。そのため，加齢による心身機能と身体構造のみならず，主疾患や既往歴も鑑みながら対応していくことが必要である。表3−22にICFに基づく加齢に伴う心身機能と身体構造に関するリスク要因を示す。

表3−22　ICF に基づく加齢に伴う心身機能と身体構造に関するリスク要因

精神機能＆ 神経系の構造	認知機能の低下，知的活動力の低下，パラシュート反射など神経伝達系の遅延，等
感覚機能と痛み＆ 目・耳および関連部位の構造	老視，色の識別力低下，視野狭窄，羞明の増強，高音域の聞き取りくさ，音の識別力低下，温度感覚や痛覚の低下，等
音声と発話の機能＆ 音声と発話に関わる構造	発声の持続困難，音量の低下，声色の変化，歯牙の欠損，かれた声，しわがれ声，かすれた声，等
心血管系・血液系・免疫系・呼吸器系の機能＆ 心血管系・免疫系・呼吸器系の構造	めまい，息切れ，息苦しさ，動悸，疲れ，ふらつき，咳嗽，労作などによる下肢の浮腫，胸部不快，口唇色の不良，等
消化器系・代謝系・内分泌系の機能＆ 消化器系・代謝系・内分泌系に関連した構造	唾液の分泌量の低下，嚥下反射や咳反射の低下，胃液や腸液量の低下，胃腸の動きの低下，等
尿路・性・生殖の機能＆ 尿路性器系および生殖系に関連した構造	排尿回数の増加，膀胱許容量の減少，骨盤低筋群の脆弱化，尿道括約筋の萎縮，希釈尿，等
神経筋骨格と運動に関連する機能＆ 運動に関連した構造	骨密度の低下，歩幅が狭くなる（小刻み歩行），すり足ぎみの歩行（足があがっておらず，段差がないところでも躓く），等
皮膚および関連する構造の機能＆ 皮膚および関連部位の構造	皮膚のバリア機能の低下，保湿機能の低下，脂肪分泌機能の低下，皺の増加，脱毛，白髪，発汗作用の低下，等

２）コミュニケーションエラーを防ぐ

　高齢者は加齢に伴う心身機能の低下や複数の疾患を併せ持っていることもあり，的確な情報を他者に伝えることが難しい場合も多々ある。コミュニケーションの工夫を行い，必要な情報

収集のみでなく，高齢者の思いや価値観をも把握していくことが求められる。また，高齢者の意向と高齢者の療養上の意思決定を行うキーパーソンや家族の意向が異なる場合もあるため，高齢者と家族は別々に医療職などと話し合う機会を設けることが必要な場合もある。また，会話の中で，高齢者と家族に看護職が伝えた内容が的確に伝わっているかどうかを確認しながら話をすすめることも重要となる。

表3－23　ナースコールを使ってのコミュニケーション対応のポイント

①　ナースコールは，入院患者にとって医療者といつでもコミュニケーションがとれる手段である。したがって入院時，ナースコールの使い方の説明と同時に患者にとって使いやすい位置にあるかを確認する

②　ナースコールは，お互いの顔が見えない所でのやりとりが行われるので，発信者，受信者の確認が大切となる

③　呼び掛けに対する応答は，丁寧にはっきりと応え，相手の用件内容を受け止め確認する

④　受けた用件は，ただちに対応する内容か否かを速やかに判断して，とる行動を伝えるようにする

⑤　ナースコールで話す内容は簡潔に要点をしぼり，複雑な内容，相談を必要とする事項は直接ベッドサイドに出向いて行うようにする

⑥　患者の言葉がはっきりしなかったり，用件が聞き取れない場合は，不用意に聞き返さずに，状態の変化も考慮に入れ直接患者のもとへ行くようにする

⑦　大部屋の場合は，他の患者にも聞こえている可能性があること，本人のプライバシーを配慮して，用件の内容によってはただちにベッドサイドに行くことを告げ，対応する

⑧　ナースコールしてきた患者は，職員が来るのを待ちわびているものである。待たせる時間は最小にして，患者の気持ちを受けとめ「遅くなりました」「お待たせしました」などの声掛けを忘れずに

出所）小木曽加奈子『医療職と福祉職のためのリスクマネジメント』学文社，2010，p.160を引用

　それぞれの病室や居室には一人の患者に対して一つのナースコールが設置されている。このナースコールは，24時間いつでも看護職などと連絡がとれるコミュニケーションツールの一つである。患者は何らかのニードがある場合に，ナースコールを押して，看護職などとのコミュニケーションの機会を得ようとする。その内容は，病状や治療に関することから，話し相手が欲しいなど多岐にわたり，対応の緊急度も幅が広くなる。しかし，ナースコールの対応が遅くなることで，支援・援助の機会を逃してしまうこともあり，転倒を引き起こすことにもつながる。頻回にナースコールを押す患者の場合でも，その背景にある課題をアセスメントし，適切な支援・援助を行うことが必要である。ナースコールは使い勝手のよいコミュニケーションツールではあるが，その対応の善し悪しが，患者や家族との関係性に影響を及ぼしやすい（小木曽 2010）。

3）高齢者特有のリスクマネジメントの考え方

　看護の対象が高齢者である場合には，高齢者のもつ加齢に伴う心身機能の低下も相まって，転倒や誤嚥などのリスクも高まる。しかし，その反面リスク管理を強化することで，高齢者の行動抑制や楽しみを奪うということにもつながりかねない。そのため，事故を未然に防ぐということに力点をおきすぎないことも必要となる。情報の解釈により高齢者のもてる力を引き出し，リスク回避につなげることができるため，看護を行う側の思考の変化が求められる。具体的な例としては，転倒を防ぐために立位や歩行が不安定であれば車いすを使用するとよいと短絡的に考えない。問題解決型思考では，転倒というリスクの低減のために，高齢者の歩く機会を減らし，下肢の筋力などもより低下することとなる。下肢の筋力などにより寝たきりに至る場合もあり，高齢者のQOLを著しく低めることとなる。また，認知機能の低下がある高齢者が点滴ルートを自己抜去するのであれば，上肢の身体拘束とミトンをすれば，必要な輸液が行えるという思考も問題解決型思考である。これらの問題解決型思考からの脱却をし，目標志向型思考となるように，高齢者のもてる力を活かした看護の実践が求められる。

4．転倒・転落

　高齢者には筋力，歩行機能，バランス機能といった運動機能の低下に加え，視機能や認知機能の低下という特徴がある。また，脳血管障害，パーキンソン病などの既往歴により麻痺や歩行障害などを呈することもある。泉（2005）は，転倒・転落の原因は，多くの身体・精神・環境要素が複雑に関連した多要因病因であるとしている。そのため，高齢者は転倒リスクが高いと画一的に捉えるのではなく，個々のリスク要因を捉えることが重要である。その上で，看護師の主観ではなく，変化する高齢者の身体・精神・環境要素を同一の視点でアセスメントすることも必要である。そのため，転倒はスケールを用いリスクアセスメントした後に，その人のどのような状況が転倒を招きやすいのかを見極めることが望ましい。表3−24は泉（2005）が作成した臨床の看護師が使用するために作成された"改訂版アセスメントツール"である。また，表3−25は鳥羽ら（2005）が作成した地域において環境要因と身体的要因の評価を含んだ転倒ハイリスク者の早期発見のための"転倒スコア"である。近年では，人工知能を用いた転倒・転落予測システムの開発なども進んでいる（武田ら 2016）。これらのスケールを用いることで客観的かつ経時的な評価を行っていく。

　転倒は，身体的・心理的・経済的リスクを招くとされている。骨粗鬆症である高齢者は，大腿骨頸部骨折や脊椎骨折などの身体的なリスクを招きやすく，一度，転倒した高齢者や介護者は，"また，転倒してしまうのではないか"という恐怖心が増大し，活動することへの心理的な圧迫となるリスク，転倒による骨折や疼痛に対する治療による経済的リスクがある（泉 2005）。そのため，できるだけ転倒を起こさないように予防ケアが必要である。しかし，

表3−24　改訂版アセスメントツール

```
1．この患者さんはここ1〜2年くらいの間に転倒したことがありましたか？
　　0．いいえ　1．はい（いつごろですか　　　　　　　　　　　　　　　　　　）
2．この患者さんの知的活動は以下のどれですか？
　　0．特に問題ない　1．問題あり（a. 混乱している，b. 部分的に忘れる，c. 過大評価する，
　　d．その他（＿＿＿＿＿＿＿＿＿＿＿＿＿＿＿＿＿＿＿＿＿＿＿＿＿＿＿＿＿＿）
3．この患者さんは日常生活に影響を及ぼすような視力障害があると思いますか？
　　0．いいえ　1．はい（判断の手がかりは　　　　　　　　　　　　　　　　　　）
4．排泄介助が必要ですか？
　　0．いいえ　1．はい（どんな介助ですか　　　　　　　　　　　　　　　　　　）
5．この患者さんの移動レベルは以下のどれですか？
　　0．自立またはベッド上安静　　0.5．歩行器や杖などの補助具を使用　　1．車いす
6．最近3〜4日くらい前から患者さんに次のような変化がありましたか？
　　薬が変わる，発熱，部屋替えなど環境が変わる，家族に変化があった，施設での行事，他）
　　　　　　　　　　　　　　　　　＊入院・転病棟・転室時は「はい」になります
　　0．いいえ　1．はい（どんなことですか　　　　　　　　　　　　　　　　　　）
7．あなたは（直感的に）この患者さんが転倒の危険があると思いますか？
　　0．いいえ　1．はい（特に判断した手がかりは　　　　　　　　　　　　　　　）
```

出所）泉キヨ子『エビデンスに基づく転倒・転落予防』中山書店，2005，p.82を引用

転倒予防のために高齢者の活動量が低下し，高齢者の筋力や活動性を低下させない看護ケアを意識することが重要である。

　例えば，転倒・転落のリスクが高い高齢者に対しての短期ケア目標として＜転倒しない＞と考えるのは，問題解決型思考であり高齢者の看護を実践する上では適切でない。転倒・転落のリスクが高いという事象の中でも，その人のもてる力を見出し，目標志向型思考で看護を考えていく。この場合，リスクアセスメントの結果，「ベッドから立ち上がる際にふらつきがみられ，転倒に至る可能性がある」と考えた場合，目標志向型の短期ケア目標は＜ベッドから立ち上がる前に端座位で10回程度足踏みをする＞などとする。また，アセスメントにより「すり足で歩行しているため，段差がないところでも躓きやすく転倒につながる可能性がある」と考えた場合の短期ケア目標は＜毎日，ベッド上で足関節の底背屈運動・両下肢の挙上訓練を10回3セット行うことができる＞と，すり足歩行の原因である下肢の筋力低下に焦点を当てた目標とする。

　また，転倒を予防するための環境整備も重要である。例えば，“ベッドの高さは，高齢者が立ち上がりやすい高さとするために，ベッドに腰掛けた時に足底が床に着くように調整する”ことや，ベッドから車いすへの移動時が不安定な場合には，“ベッド柵を介助バーに変更する”ことなど高齢者の立位の安定性や歩行機能に合わせた環境とする。

　認知機能が低下しており，歩行時に介助が必要であるのにナースコールを押すことを忘れて

表3－25　転倒スコア

転倒スコア	はい	いいえ
1　つまずくことがありますか	1	0
2　手すりにつかまらず，階段の昇り降りができますか	0	1
3　歩く速度が遅くなってきましたか	1	0
4　横断歩道を青のうちにわたりきれますか	0	1
5　1キロメートルくらい続けて歩けますか	0	1
6　片足で5秒くらい立つことができますか	0	1
7　杖をつかっていますか	1	0
8　タオルは固く絞れますか	0	1
9　めまい，ふらつきはありますか	1	0
10　背中が丸くなってきましたか	1	0
11　膝が痛みますか	1	0
12　目が見えにくいですか	1	0
13　耳が聞こえにくいですか	1	0
14　もの忘れが気になりますか	1	0
15　転ばないかと不安になりますか	1	0
16　毎日，お薬を5種類以上飲んでいますか	1	0
17　家の中で歩くとき暗く感じますか	1	0
18　廊下，居間，玄関によけて通るものがおいてありますか	1	0
19　家の中に段差がありますか	1	0
20　階段を使わなくてはなりませんか	1	0
21　生活上，家の近くの急な坂道を歩きますか	1	0
合計点	点	

出所）厚生労働省『介護予防マニュアル（改訂版：平成24年3月）について：第3章　運動器の機能向上マニュアル，参考資料3-2』2012より引用。原案は，鳥羽ら「転倒リスク予測のための『転倒スコア』の開発と妥当性の検証」p.347より改変して引用

　しまう高齢者の場合には，離床センサーが用いられることもある。離床センサーには，"マットを踏むと報知するコールマット"，"上体を起こすと報知するベッドコール"，"ベッド柵を握ると報知するタッチコール"などさまざまな種類が存在する（テクノスジャパン 2022）。離床センサーを用いることで，高齢者の動きを察知して歩行の見守りや介助を行うことが可能となる。離床センサーを用いることは，高齢者に対する身体拘束とみなされる場合もあり倫理的な問題を伴うものである。離床センサーの使用は，その必要性を十分に議論し代替する方法がない場合に使用することが重要である。また，離床センサーにより，高齢者の活動量を減らすような行動制限を行うのではなく，安全な歩行や移動を行うために用いられるべきである。

5．誤嚥

　高齢者の誤嚥に関しては，大きく2つに分類される。1つめに高齢者の摂食・嚥下障害を基礎とした気管内に食物や水分が流入することによって起こる「誤嚥」と，いわゆる食物でないものを誤って嚥下してしまう「誤飲（異物誤飲）」である。

　高齢者は，嚥下機能の低下による誤嚥を引き起こすことがある。食べる行為は，食物を認知して（先行期），それを口内に取り込んで，咀嚼して，食塊を形成して（準備期），嚥下するプロセスからなっている。そのため，これらを摂食・嚥下と定義し，このプロセスのいずれかに機能の障害があれば，摂食・嚥下障害と定義されている（鎌倉 2006）。摂食・嚥下障害をもつ高齢者は，口腔期・咽頭期といった摂食・嚥下に要する時間は，食塊の粘度・粘性に影響を受けており，最も患者にあった食塊形態を選択するには，摂食・嚥下機能障害との関係性を踏まえ検討することが重要であるとされている（鎌倉 2006）。しかし，高齢者の咀嚼や嚥下機能に合わない食物が提供され，患者が窒息を起こすリスクがある。例えば，咀嚼や嚥下機能が低下している患者にパンが提供されることで，窒息した事例などが報告されている（公益財団法人日本医療機能評価機構 2021）。また，個人の摂食・嚥下機能に合わせた粘性（トロミ）をつけた水分を提供しなければならない高齢者に対して，粘性（トロミ）をつけない水分を提供し，誤嚥性肺炎の原因となることも考えられる。特に，入院して間もない高齢者に食事や水分を提供する際には，食事形態が患者の咀嚼・嚥下機能に適しているか，十分に確認することが必要である。

　また，視力や認知機能の低下により誤飲（異物誤飲）を起こすこともある。誤飲で注意が必要であるのは，高齢者が薬剤を内服する際に誤って PTP（Press – Through – Pack）シートを一緒に飲み込んでしまう場合である。PTP シートとはプラスチックやアルミ等で貼り合わせ薬剤を包装したものである。また，部分義歯を誤って誤飲することもある。PTP シートや部分義歯を誤飲した場合には，消化管を傷つけるリスクがあるため内視鏡などを用いて取り出す必要がある。錠剤やカプセルなどを配薬する際には，PTP シートに入ったままの薬剤と同時に一包化された薬剤を渡すなど，違う形態の薬剤を配薬しないようにしていく（公益財団法人日本医療機能評価機構 2011）。入院中の薬剤管理については，退院後に誰がどのように薬剤を管理しているかを考慮した関わりが必要である。退院後にも PTP シートの誤飲のリスクがある場合には，すべての薬剤を一包化するなど，医師や薬剤師と調整を図る必要がある。近年では，どの病室の入り口にも手指消毒用のアルコールローションが設置されているが，認知症高齢者が飲んでしまう例もみられる。アルコールローションを固定し誤飲できないようにするなど，環境調整が必要である。

6. 外傷（皮膚損傷）

　医療施設では，"四肢がベッド柵に擦れて皮膚が裂ける"，"車いす等の移動介助時にフレーム等に擦れて皮膚が裂ける"，"医療用リストバンドが擦れて皮膚が裂ける" などスキン-テアと呼ばれる皮膚損傷を目にすることがある。スキン-テアとは「摩擦・ずれによって，皮膚が裂けて生じる真皮深層までの損傷（部分層損傷）」と定義されている（一般社団法人日本創傷・オストミー・失禁管理学会 2015）。看護師は，表 3 -26 にスキン-テアの個体要因のリスクアセスメント表を，表 3 -27 にスキン-テア 外力発生要因のリスクアセスメント表（一般社団法人日本創傷・オストミー・失禁管理学会 2015）を活用しその状況を把握する必要がある。高リスクの場合には，靴下やレッグカバー・アームカバーの着用による皮膚保護や，ベッド柵に保護カバーの設置を行うなどの予防を行うことが重要である。

　また，医療関連機器圧迫損傷（Medical Device Related Pressure Ulcer：MDRPU）にも注意が必要である。医療関連機器圧迫損傷は「医療関連機器による圧迫で生じる皮膚ないし下床の組

表 3 -26　スキン-テア　個体要因のリスクアセスメント表

全身状態	皮膚状態
• 加齢（75歳以上） • 治療（長期ステロイド薬使用，抗凝固薬使用） • 低活動性 • 過度な日光暴露歴（屋外作業・レジャー歴） • 抗がん剤・分子標的薬治療歴 • 放射線治療歴 • 透析治療歴 • 低栄養状態（脱水含む） • 認知機能低下	• 乾燥・鱗屑 • 紫斑 • 浮腫 • 水泡 • ティッシュペーパー様（皮膚が白くカサカサして薄い状態）

出所）（一般社団法人）日本創傷・オストミー・失禁管理学会『ベストプラクティス スキン-テア（皮膚裂傷）の予防と管理』照林社，2015，p.19を引用

表 3 -27　スキン-テア　外力発生要因のリスクアセスメント表

患者行動 （患者本人の行動によって 摩擦・ずれが生じる場合）	管理状況 （ケアによって摩擦・ずれが生じる場合）
• 痙攣・不随意運動 • 不穏行動 • 物にぶつかる（ベッド柵，車椅子など）	• 体位変換・移動介助（車椅子，ストレッチャーなど） • 入浴・清拭等の清潔ケアの介助 • 更衣の介助・医療用テープの貼付 • 器具（抑制具，医療用リストバンドなど）の使用 • リハビリテーションの実施

出所）（一般社団法人）日本創傷・オストミー・失禁管理学会『ベストプラクティス スキン-テア（皮膚裂傷）の予防と管理』照林社，2015，p.19を引用

織損傷であり，厳密には従来の褥瘡すなわち自重関連褥瘡と区別されるが，ともに圧迫損傷であり広い意味では褥瘡の範疇に属する。なお，尿道，消化管，気道等の粘膜に発生する損傷は含めない。」と定義されている（日本褥瘡学会 2016）。医療関連機器圧迫損傷は，弾性ストッキングや，非侵襲的陽圧換気療法マスクなどの圧迫で生じることが多い。医療機器の使用の際には，製品の取り扱い説明書を確認した上で，適切な使用に努める必要がある。

7．熱傷

　加齢に伴う身体機能の変化として，触覚や温度感覚の鈍化があげられる。また，脳血管障害の後遺症により麻痺を呈し，自由に四肢運動が行えない場合や，糖尿病などの神経障害は熱傷を起こしやすい。医療機関では，患者が寒さを訴えた場合や，四肢の冷感がみられる場合に，湯たんぽによる温罨法を行うことがある。湯たんぽが身体に直接触れることで，熱傷を起こす事例が報告されている。「低温やけど」は，比較的低い温度（44〜50℃）であっても長時間にわたって直接皮膚に触れる，湯たんぽ，電気あんか，電気毛布，カイロ（使いすて式）などで起こりやすいといわれている（公益財団法人日本医療機能評価機構 2020）。湯たんぽを使用する場合には，カバーやタオルで覆い身体から離して置くことを徹底する。また，高齢者は使い捨てカイロを衣類などに貼って使用することもある。特に冬季は高齢者の皮膚状態に注意を払う必要がある。また，電子レンジ等で温めたタオルが熱傷の原因となった事例も報告されている。温めたタオルは清拭や温罨法に使用することがあるが，温めたタオルの使用用途に合わせた温度やあてる時間について，患者の皮膚状態から十分アセスメントを行った上で判断していく。

　清潔ケアの入浴介助や足浴の際に，看護師がビニール手袋をはめた状態で湯温を確認し，高い湯温による熱傷も起こりうる。看護師は，必ずビニール手袋を装着した部位以外で湯温を確認する必要がある（公益財団法人日本医療機能評価機構 2014）。

　さらに，手術室や処置室などでは電気メスや鏡視下手術時の光源コードなどの医療器具による熱傷も起こりうる。医療機器は製品の取り扱い方法や注意喚起情報の情報収集を積極的に行い，事故を防止していくことも重要である。

8．離院・離棟

　高次機能障害や認知症であると，記銘力の低下や見当識障害などにより，医療機関に入院しているあるいは高齢者介護施設に入所しているということを認識できず，自宅へ帰ろうとし，実際に病棟から出ていってしまうこともある。また，トイレを探し迷って，離棟に至ることもあり，高齢者本人にとって離院・離棟は，何か目的がありそれを達成しようとするときに，付随して生じるという特徴がある。

　離院・離棟が生じやすい状況をあらかじめ知り，高齢者の思いに耳を傾け，その人の思考や

希望を把握し，予測的にケアを行うことで課題の回避につながる。表3−28に，離院・離棟アセスメントシートを示す。その状態であるということばかりではなく，可能性がある場合であっても離院・離棟に対する予防的なケアの実践が必要になる。また，表3−29に離院・離棟につながりやすい状況と離院・離棟に対する予防的なケアの具体例を示す。

表3−28　離院・離棟アセスメントシート

分類	内容	評価
離院・離棟歴	過去の入院（入所）中に離棟や離院した	
認知障害	入院（入所）している理由が分からない 時間が分からない 今居る場所が分からない コミュニケーションがうまくとれず，意思疎通が図れない 発言と行動の乖離がある 外泊後（あるいは外出後）の帰宅願望が強い 面会後の家族追従または帰宅願望が強い	
情動・行動面の障害	感情・気分にむらがあり，落ち着きがない 自分の置かれている状況が安全か否か判断できない 危険にさらされていても理解できない 物事に衝動的で抑制が効かない ちょっとしたことをきっかけに怒りやすい	

評価方法：「○　全くそうだ　　△　可能性がある」

入院（入所）時にアセスメント。その後，1週，4週，8週，12週後に再度アセスメント。

出所）鈴木博明，佐々木郁子，柴山純子，他「無断離院・離棟の事例」『リハビリナース』5(4)，2012，pp.349-356を改変して引用

表3−29　離院・離棟につながりやすい状況と離院・離棟に対する予防的なケア

機会	離院・離棟につながりやすい状況	ケア
入院当日	前病院と間違って，トイレなどの位置が分からず歩き回ってしまう	病棟（フロア）オリエンテーションの充実と使用頻度が高いトイレや病室に目印をつける
	家族が帰った後，置いていかれたように思う（発言や行動から察知する）	家族がいつ来院するのか，予定をあらかじめ聞き伝える。カレンダーなどに家族の来院日を記しておく。家族の様子（働いているなど）を話す
	知らないところにいる不安から，出て行こうとする	何度か訪室して，安心できるような言葉かけを行う。廊下ですれ違った時に挨拶だけでなく「困りごとはありませんか？」と尋ねる
外泊	外泊から帰院した直後や，外泊前などの週末は，落ち着かない状態になりやすい	外泊の前後は，できるだけ一人になる時間を減らし，スタッフや他患者とのコミュニケーションを図れるように環境調整を行う

家族の面会	家族との話のなかに帰宅願望を強くする内容（学校・友人・会社関係）がある	家族の面会後の様子観察。同じようなことが繰り返される場合には，家族の面会にスタッフが同席し，その理由を探る
	約束の面会日に家族が来ないと，待つことができず落ち着かなくなる	家族の面会の予定変更がある場合には，事前に伝えてもらう。家族との思い出話をしながら，患者と一緒に待つ
その他	訓練・トイレ・会社・自宅などへ行こうとする	お茶を一緒に飲むなど，気分転換を図る。認知機能の状況によっては，ここが病院であり○○ため入院していることなどを伝える
	朝食前後・昼食後・訓練終了後・夕食前後などは，患者の行動範囲が広がり，かつ看護師の業務が繁雑になる時間帯に生じやすい	患者が不快に感じる音や臭いがないように環境を整える。ケアする側は，いつでも冷静でいること，大きな声や物音を立てないように気をつける

出所）鈴木博明，佐々木郁子，柴山純子，他「無断離院・離棟の事例」『リハビリナース』5（4），2012，pp.349-356にケアを追加するなど改変して引用

　「認知症高齢者への環境支援指針」（PEAP：Professional Environmental Assessment Protocol：日本版3）（児玉ら 2014）では，見当識への支援の次元，機能的な能力への支援の次元，環境における刺激の質と調整の次元，安全と安心への支援の次元，生活の継続性への支援の次元，自己選択への支援の次元，プライバシーの確保の次元，ふれあいの促進の次元，の8次元を示している。離院・離棟をできるだけ少なくするためには，今居る場所（病院や施設）が心地よいのであれば，ここでゆっくりと過ごしたいという思いが大きくなる。また，便意や尿意があるときに，トイレへ誘導できれば，トイレを探して歩き回ることもなくなる。つまり，物的人的の両側面からのアプローチをすることが重要であり，PEAP日本版3を活用することが有効である。

🪑 コラム3：離院・離棟を防ぐ物的環境

　特別養護老人ホームや介護老人保健施設では，離院・離棟を防ぐという前提で以下のような物的環境を設けている。高齢者の人権を守る，拘束をしないという立場から考えると乖離がある。
★　施設の玄関から自由に入ることはできるが，施設から外に出る場合は，高齢者の届かない高い位置のスイッチや暗証番号の入力が必要である。
★　施設の階段は厚いドアで覆われており，高齢者の届かない高い位置のスイッチや暗証番号の入力がないと階段を利用できないようになっている。
★　施設のエレベーターは，ボタン操作を複雑にしたり，暗証番号の入力がないと利用できないようになっている。
★　アクティブな認知症高齢者の居室を上層階にしている。

9．KYT（危険予知訓練）

　危険予知訓練は，危険（キケン，Kiken）のK，予知（ヨチ，Yochi）のY，トレーニング（トレーニング，Training）のTをとって，KYTという。高齢者においては，心身機能の低下があり，さまざまな環境のなかの危険をあらかじめ予知し，ケアを行うことが重要である。この方法は，さまざまな看護の場においても活用されている。以下に，表3－30に進め方を示す。

表3－30　高齢者ケアにおけるKYTの進め方

	主眼とするところ	留意する視点
ステップ1	現状把握	高齢者の身体機能及び認知機能，物的環境，人的環境など
ステップ2	本質・原因を探る	加齢による心身機能の低下を加味しながら，変化させることができることに着目
ステップ3	個人で考える対策立案	具体的な実践レベルでの対応策，スモールステップによる目標設定
ステップ4	グループ（ケアを担う集団）目標設定・行動計画	

1）医療機関

　図3－7は医療機関における一場面である。この場面にひそむ危険を見つけ出し，対策を考えてみよう。

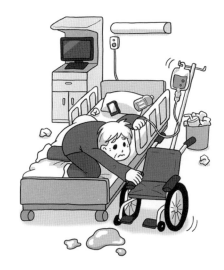

図3－7　医療機関におけるKYTトレーニング

２）高齢者施設

　図３－８は介護老人保健施設における一場面である。この場面にひそむ危険を見つけ出し，対策を考えてみよう。

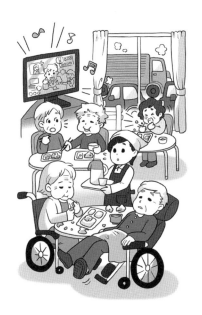

図３－８　介護老人保健施設における KYT トレーニング

　さまざまな危険性をもつ場面を４つのステップにより，ケアの現場での目標設定と行動計画につなげる。表３－31には KYT を個人で考える段階，表３－32に KYT をグループで考える段階を示す。

表３－31　KYT を個人で考える段階

ステップ１	ステップ２	ステップ３
現状把握	本質・原因を探る	個人で考える対策立案
どのような危険があるのかを具体的に記述 ≪文章表現法≫ 〜のため〜となる 〜をするため〜になる 〜により〜となる 〜あり〜をする	その危険が生じる本質や原因を記述 ≪検討する側面≫ ・高齢者に属する心身機能 ・物的側面 ・人的側面（ケアする側の状況）	ステップ１とステップ２を踏まえて，それぞれの危険に対する対策を考える この時点では実施が困難であろうと考えられることも自由に考える 高齢者の心身機能を向上させることが難しい場合も多く，その機能をどのように補っていけばよいかという思考をもつ できないところばかりに着目せず，もてる力の活用を考える

表3－32　KYT をグループで考える段階

ステップ4
ケアを担う集団として，共通した目標設定と行動計画を立案
危険がある状態から望ましい状態を考える
個人の自由な意見を，グループメンバーで共有し，出された意見を実現可能かなども含めて吟味していく
目標設定及び行動計画を立案する

第5節　高齢者とポリファーマシー

1．服薬アドヒアランス

　高齢者は複数の疾患を有することが多く，病状コントロールのために継続した内服治療が必要な場合が多い。医師が指示した薬剤を，指示通りに内服するために服薬コンプライアンスを維持することが必要であり，医師・薬剤師や看護師などの医療従事者による服薬指導が重要となる。ノンコンプライアンスの原因はさまざまであるが，服薬指導の内容が理解できていないことや副作用出現への懸念などがある。医師から薬剤を処方されても，患者が処方薬剤を服用しなければ治療効果は期待できない。服薬アドヒアランスとは，患者がどの程度処方どおりに服薬しているかを意味する。これまでは「服薬コンプライアンス」という言葉が用いられていた。しかしコンプライアンスには，患者が受動的に医師の指示に従う意味合いが含まれているため，患者と治療者が協働するという意味を込めてアドヒアランスと呼ばれることが多い（池野ら 2014）。服薬アドヒアランスを維持することができれば，疾患の病状コントロールに直結し，高齢者の QOL の向上にもつながる。そのため，高齢者の服薬アドヒアランスの傾向をあらかじめ把握し，服薬指導に活かせられるように【服薬における医療従事者との協働性】，【服薬に関する知識情報の入手と利用における積極性】，【服薬の納得度および生活との調和度】，【服薬遵守度】の4下位尺度から成る服薬アドヒアランス尺度（上野ら 2014）も開発されている。このような尺度を活用しながら，高齢者と家族の状況を捉えることで，より個人の状況に応じた服薬指導につながると考える。高齢者と家族の服薬アドヒアランスを確認しつつ，効果と薬物有害事象の評価を行うことが重要であり，表3－33にモニタリングが必要と考えられる状況の例を示す。

表3－33　モニタリングが必要と考えられる状況の例

• NSAIDs を有する薬剤などを長期に使用している場合
• 抗コリン作用を有する薬剤等を長期に使用している場合
• 便秘を患っており，下剤を使用している場合
• 骨粗鬆症治療薬を使用している場合（顎骨壊死の予防）
• 催眠鎮静薬・抗不安薬を長期に使用している場合
• 認知症治療薬を使用している場合，BPSD で抗精神病薬等を使用している場合
• 高用量の利尿薬を使用している場合
• 残薬が多い（服薬アドヒアランスが悪い）場合
• 処方理由の不明な薬剤を長期にわたり使用している場合
• 複数の医療機関からの投与期間が重複している場合

出所）厚生労働省「高齢者の医薬品適正使用の指針」2019，p.14より引用

　高齢者と家族が現在の病状を正しく把握し，服薬アドヒアランスを維持するためには，段階を踏んだ指導が欠かせない。しかし，高齢者の状況はさまざまであり認知機能の低下がある場合や，高齢者を支える家族も高齢であるという老老介護の状況や，認知機能が低下している高齢者を認知機能が低下している高齢者が支えるという認認介護の現状もある。そのため，残薬が多い場合には，処方日数を調整するということだけではなく，残薬が発生している原因を高齢者と家族とともに見出し，服薬アドヒアランスを維持するための方策をともに考えていくことが求められる。さらに，認知機能が低下している高齢者の場合は，服薬アドヒアランスということ事体が難しいことも多い。そのような場合は，主介護者が服薬補助を行うことが多いが，独居の場合など介護者が不在の場合は，訪問看護や訪問介護などの社会資源の活用とともに，服用回数の調整を行う必要もある。

２．ポリファーマシー

　人生100年時代に向け高齢者が増加する中で，今まで以上に複数の疾患を併せ持ち薬物療法を続ける人が多くなることが予測される。ポリファーマシーは，単に服用する薬剤数が多いことではなく，それに関連した薬物有害事象のリスク増加，服薬過誤，服薬アドヒアランス低下等の問題につながる状態である（厚生労働省 2019）。高齢者と一括りにすることはできないが，ケアをするにあたり今の病状や処方されている薬剤の主作用と副作用を熟知しているばかりではなく，前述した服薬アドヒアランス低下の懸念を少しでも低減させるためには，必要な薬剤のみに厳選することも必要になる。

　日本老年医学会では，「高齢者の安全な薬物療法ガイドライン2015」を作成しており，全文が一般公開され，高齢者への処方の実態から5〜6種類以上を多剤併用の目安と考えることが示されている。薬物動態から考えると，高齢者は加齢に伴い腎機能や肝機能も低下しているため，薬剤開始は成人期の$\frac{1}{2}$〜$\frac{1}{3}$量からはじめることがよく，ポリファーマシーとともに，薬剤量が過剰になっていないかの確認も必要である。表3−34に高齢者における薬物有害事象の原因を示す。

表3−34　高齢者における薬物有害事象の原因

★加齢に伴う薬物感受性の変化（薬物の多くは増大する）
★服薬薬剤数の増加（ポリファーマシー）

　また，日本老年医学会と日本医療研究開発機構研究班が2015年12月に発表した「高齢者の安全な薬物療法ガイドライン2015」の総論部分を中心に，一般向けパンフレットとして，「高齢者が気を付けたい多すぎる薬と副作用」も作成しており，全文が一般公開されている。表3−

35に高齢者の薬との付き合い方を示す。

表3-35　高齢者の薬との付き合い方

> ★自己判断で薬の使用を中断しない
> ★使っている薬は必ず医師や薬剤師に伝える
> ★むやみに薬を欲しがらない
> ★若い頃と同じだと思わない
> ★薬は優先順位を考えて最小限に

出所）日本老年医学会「高齢者の安全な薬物療法ガイドライン2015」2015を一部改変して引用

　高齢になるまで，一度も薬剤を使用したことがない人は皆無であろう。上気道感染や便秘や下痢などの症状出現時に短期間あるいは一度の内服であれば，高齢者でなくとも誰でもが薬剤利用の経験がある。高齢者の慢性的な疾患による薬物療法としての薬剤開始の経緯はさまざまであるが，糖尿病や高血圧などの生活習慣病の多くは，健診でのスクリーニングや他の疾患による外来受診，あるいは心筋梗塞などによる入院診療にて糖尿病や高血圧を指摘され薬物療法を開始することもあるだろう。しかし，上記の慢性疾患のみならず，地域で暮らしている高齢者の中には，便秘であったり夜間よく寝られないなどの症状によって継続的に薬物療法を行うことも多い。便秘や不眠に対する非薬物療法を実践しないまま，緩下剤や睡眠剤が処方されることも稀ではない。さらに，個人健康情報管理となるお薬手帳を使用しないこともあり，また，お薬手帳が発行されていてもその存在も忘れさられ複数の医療機関を受診し，同じような効果をもつ薬剤を処方されるという事案もある。ドクターショッピングではなくとも，地域で暮らす高齢者においては，白内障では眼科を受診し，胃腸の調子が悪い状況では内科を受診し，腰痛があれば整形外科を受診するなどの現状がある。お薬手帳の使用とともにかかりつけ薬局が存在していれば，重複処方が避けられるのであるが，現状としては，お薬手帳もかかりつけ薬局も充分に機能していない。それぞれの医療機関での処方内容が重複することにより，薬物相互作用という事案も懸念される。このような高齢者の薬剤における課題の解決のひとつとして，医療機関に入院するという機会がある。高齢者が入院となった際に，病棟薬剤師が介入することになっており，2020年度診療報酬改定においては，病棟薬剤業務実施加算の評価の充実がなされている（厚生労働省 2020a）。しかしながら，急性期病棟をはじめ多くの医療機関では，入院期間の短縮化が進められており，すべての高齢者の入院中に処方薬剤を見直し適正化の検討がされているとは言い難く，課題の解決には至っていない。入院時・中に処方薬剤の見直しがなされなければ，その薬剤処方のまま次の療養の場へリロケーションすることとなる。高齢者においては，入院前に自宅で生活していても，入院の原因となった主疾患のコントロールができても不活発な入院生活により認知機能や身体機能が低下することもあり，自宅への転帰が難

しい場合も多々ある。そのような場合は特別養護老人ホームや有料老人ホームなど薬剤師の配置がない高齢者施設への転帰となることも多い。自宅への転帰が難しい高齢者の多くは，複数疾患や加齢に伴う多くの薬剤を使用しているというポリファーマシーの状態であり，高齢者施設入所前の薬剤をそのまま使用することにより，さまざまな弊害も生じる。高齢者の脱水や電解質異常が利尿薬による影響で生じている事例もあり，薬剤中止により症状が軽快したということも多々ある。そのため，薬剤が招く症状の予測を持ち，高齢者を日々観察することが重要である。

　高齢者では，生理機能低下に伴い薬物治療の効果が強く出やすくなり，多くの薬剤がリスク薬として分類されている。リスク薬を使用する際には，高齢者の日常生活動作などを注意深く観察し，薬物療法の是非を検討する必要がある。表5−36に認知機能低下を理由とした「特に慎重な投与を要する薬物のリスト」の代表的薬物を示す。

表3−36　認知機能低下を理由とした「特に慎重な投与を要する薬物のリスト」の代表的薬物

薬剤（クラスまたは一般名）	主な副作用・理由
抗精神病薬全般	錐体外路症状，過鎮静，認知機能低下，脳血管障害と死亡率の上昇，非定型抗精神病薬には血糖値上昇のリスク
ベンゾジアゼピン系睡眠薬・抗不安薬	過鎮静，認知機能低下，せん妄，転倒・骨折，運動機能低下
三環系抗うつ薬	認知機能低下，せん妄，便秘，口腔乾燥，起立性低血圧，排尿症状悪化，尿閉
パーキンソン病治療薬（抗コリン薬）	認知機能低下，せん妄，過鎮静，便秘，口腔乾燥，排尿症状悪化，尿閉
オキシブチニン（経口）	尿閉，認知機能低下，せん妄のリスク，口腔乾燥，便秘の頻度高い
Ｈ1受容体拮抗薬（第一世代）	認知機能低下，せん妄のリスク，口腔乾燥，便秘
Ｈ2受容体拮抗薬	認知機能低下，せん妄のリスク

三環系抗うつ薬以下は，全てその抗コリン作用が主な問題である

出所）秋下雅弘「高齢者の安全な薬物療法ガイドライン2015」『日本内科学会雑誌』2016，105（12），p.2402より，「エビデンスの質と推奨度」を削除して引用

3．医療機関におけるポリファーマシーへの介入

1）薬物有害事象

　高齢者の薬物療法を困難にする要因として，有効性のエビデンスが乏しい一方で薬物有害事象のリスクが高い，つまり益と害のバランスの判断が難しい点が挙げられる。薬物有害事象の二大要因は，薬物動態の加齢変化とポリファーマシーだが，量の調節に対する意識はかなり高

まったものの，ポリファーマシーにはまだ改善がみられない（秋下 2022）。高齢者のポリファーマシーへの介入の大きな機会となるのが，医療機関に入院した時である。受け持ち看護師が持参薬を受け取ることが多いが，入院時の持参薬の鑑別と調整を行うという意識を病棟薬剤師だけではなく，看護職や医師などすべての職種が持ち，中止あるいは減量が可能な薬剤の存在を見極めることが求められる。便秘や睡眠障害の症状に対して処方されている薬剤は，ケアの工夫によっては薬剤の調整ができる可能性があるため，それらの改善を目指した非薬物療法を行うことが必要である。表3－37に薬物有害事象の予防・診断・治療のための注意点を示す。

表3－37　薬物有害事象の予防・診断・治療のための注意点

1．危険因子	□多剤併用（6種類以上），他科・他院からの処方 □認知症，視力低下，難聴などのコミュニケーション障害 □抑うつ，意欲低下，低栄養 □腎障害，肝障害（慢性肝炎，肝硬変）
2．モニタリング	□薬剤服用（アドヒアランス）状況の確認，薬効の確認 □一般血液検査：肝障害，腎障害，白血球減少など □薬物血中濃度（ジキタリスなど必要なもの）
3．診断	□意識障害，食欲低下，低血圧など，すべての新規症状について，まず薬物有害作用を疑う □新規薬剤服用に伴う皮疹，呼吸困難が生じた場合は薬物アレルギーを疑う
4．治療	□原因薬剤の中止・減量：場合によってはすべての薬剤を中止して経過を観察。中止することにより現在の病状が悪化することがあり注意が必要 □薬物療法：症候が重篤な場合，対処治療として行う。薬剤性胃炎に対しては，予防的投与も考慮（症候が出現していない場合）

出所）日本老年医学会「高齢者の安全な薬物療法ガイドライン2015」2015，p.16より一部改変して引用

　高齢者は複数疾患を有することが多く，それぞれの疾患の状況に応じた薬物療法が必要になることも多く，多剤併用となる場合が多い。そのような場合であっても，処方された薬剤の優先度を考え，できるだけ少ない薬剤でコントロールが可能となるように，さまざまな方面から検討していくことが重要である。

２）病棟薬剤師との連携

　多くの医療機関においては，病棟薬剤師が配置されポリファーマシーへの介入が進められている。入院時高齢者は，かかりつけ薬局の活用がされておらず，複数の医療機関から同じような薬剤を処方されていることも多々ある。また，入院時の持参薬を確認すると，残薬の違いなども散見される。在宅で暮らす高齢者においては，服薬アドヒアランスが良好でない場合も多く，医療機関に入院する機会は，病棟薬剤師が現在の病状と処方されている薬剤の整合性を確かめることができ，また重複薬剤の発見にもつながっている。入院期間の短縮化があるからこ

そ，入院早期からの介入が必要であり，その介入がポリファーマシーの解消の大きな一歩となる。この効果は高齢者個人に留まるものではない。入院時の薬剤師による持参薬服薬計画変更提案による服用薬剤数の減少は，服用面，金銭面の負担軽減だけでなく，医療費削減にも効果をもたらすと考えられる（中山ら 2017）。全ての入院患者に対して入院日に病棟薬剤師が面談を行い，持参薬の内容と，術前に中止することが必要な薬剤の中止状況について確認するとともに，患者の全ての使用薬剤の情報を電子カルテ上で一元管理し，安全かつ効率的な運用を行っている病院もある（神田ら 2020）。ポリファーマシーに限らず，高齢者の服薬管理に関して今後よりいっそう病棟薬剤師の役割が重要になってくると考える。医療機関に入院した高齢者の最も身近な医療職である看護職が高齢者の服薬アドヒアランスの状況を把握し，その情報を病棟薬剤師や医師と共有していくことが重要であり，また，病棟薬剤師からの情報を多職種で共有し，連携をより強化させていくことが求められる。

4．高齢者施設におけるポリファーマシーへの介入

1）薬物療法における高齢者施設の役割と機能

　介護老人保健施設をはじめ高齢者施設において処方薬剤を見直し，適正化を図ることが求められており，各種の法制度も整備されつつある。2018年度介護報酬改定および診療報酬改定にて，介護老人保健施設においては，かかりつけ医連携薬剤調整加算が新設された。さらに，2021年度介護報酬改定単価の見直しでは，かかりつけ医連携薬剤調整加算125単位から，かかりつけ医連携薬剤調整加算（I）100単位，かかりつけ医連携薬剤調整加算（II）240単位，かかりつけ医連携薬剤調整加算（III）100単位となり（厚生労働省 2020b），薬剤の減量を支持した改正である。さらに，公益社団法人全国老人福祉施設協議会（2016）と公益社団法人全国老人保健施設協会（2016）においては，高齢者施設においてポリファーマシーの改善を進める方向性を示している。厚生労働省が作成したポリファーマシーに対する啓発資材の活用として，「あなたのくすり いくつ飲んでいますか？」（厚生労働省 2020c）では，「75歳以上の高齢者の4割は5種類以上のくすりを使っています。高齢者では，使っているくすりが6種類以上になると，副作用を起こす人が増えるというデータもあります。」と注意喚起を促す内容になっている。高齢者施設においては，在宅では高齢者や家族が見逃してしまう病状変化を，看護職や介護職をはじめさまざまなケアスタッフによる薬剤モニタリングを行えるというメリットがある。そのため，入所時や退所時というイベントのみならず，日常的で継続的な薬剤師の介入が必要である。ポリファーマシー問題を悪化させる主に医師に帰せられる要因には医療提供者，主に医師の使命感や自己満足，患者の苦痛に対する共感性とやさしさ，知識不足による処方変更によって生じる病状悪化への不安，減薬の結果に対する責任回避，さまざまな理由による減薬躊躇，現状維持志向，そして現場の制約がある（浅井ら 2008）。薬剤の知識は看護職や介護職より薬

剤師の方があり，入所している高齢者の定期的な処方の見直しをしていくためには，介護老人保健施設におけるかかりつけ医連携薬剤調整加算の更なる拡充と，特別養護老人ホームについては，新たな加算制度の創設が必要になると考える。現行においては，介護保険制度により施設運営がされる特別養護老人ホームや介護老人保健施設においては薬剤師の配置の義務づけはないが，特別養護老人ホームでは，高齢者のかかりつけ医が属する医療機関の薬剤師もしくは地域の薬局などの薬剤師による薬剤管理が望まれる。また，介護老人保健施設の多くは，母体となる関連した医療機関があることが多いため，その医療機関の薬剤師による薬剤管理が望まれる。

２）高齢者施設における薬物療法の課題

　容態が安定している高齢者に対する一包化された薬剤の内服介助は，医療行為とはならないため，高齢者施設においては看護職のみならず介護職も日常的に薬物療法に関わることとなる。前述したように介護老人保健施設や特別養護老人ホームなどには薬剤師の配置の義務付けがないため，高齢者に病状変化がある場合には，検査や治療法の再検討が行われるが，病状が安定していれば，盲目的に同じ薬剤を続けるということもある。介護老人保健施設や特別養護老人ホームでは生活を主体とした治療を行うことが前提であり，医療機関と同じ治療を続けることが最善ではない。このような事由もあり，2018年4月から日本老年医学会老人保健施設管理認定医制度（日本老年医学会 2021a）が創設され，介護老人保健施設の管理医師として一定水準以上の実力を有し，介護老人保健施設の現場において活躍しうる管理医師の養成がなされている。現在は，萌芽的な取り組みではあるが，今後認定医の増加によりポリファーマシーの改善にもつながると考える。しかし，医師・薬剤師・看護職などの医療関係者がポリファーマシーの問題に取り組んでも，高齢者と家族を含む一般の人々の理解がなければポリファーマシーの解消にはつながらない。浅井ら（2020）は，主に患者側に帰せられるポリファーマシー問題を悪化させる要因には，患者の処方願望とその背景にある非現実的な薬物療法への期待に満ちた信念や個人的経験がある，と述べている。薬剤には主作用と副作用があり，加齢に伴い副作用が強く出現することを周知させていくことも重要である。例えば，高齢者施設での生活においては，睡眠薬を中止にすることにより，転倒リスクを低減させ，日中はレクリエーション活動を促すことにより適度な疲労感を得ることにより熟睡できることも多く，非薬物療法の効果も期待できる。薬物有害事象のリスクだけでなく，薬剤の減量や中止により転倒をはじめさまざまな事象のリスクを低減することにもつながることを，高齢者と家族が納得できるようにアプローチを行うことも必要になる。

　高齢者施設では，社会福祉士等の生活相談員が入所前の服薬や生活状況を確認し，看護職へ薬物療法に関する情報提供も行う。その後，看護職が高齢者の服薬アドヒアランスの把握，服薬状況の確認，服薬支援，ADL の変化の確認，薬物療法の効果や薬物有害事象の確認などを

行い，介護職やリハビリ職などに情報提供を行う。さまざまな職種が協働をして薬剤管理を行うのであるが，点眼薬回数間違い，内服薬の間違い，服用後の薬がフロアに落ちている（深堀ら 2011），などの事案も生じており，ケアスタッフによる薬物療法を安全・確実にするための工夫が求められる。また，介護老人保健施設は，医療と福祉の中間施設であるため在宅に向けた服薬環境の調整も必要になり，入所中に不必要な薬剤を見極め減薬の検討を行うことが求められる。高齢者の服薬アドヒアランスの状況を判断し，介護者などの服薬補助者が必要かどうか見極める。さらに，退所前においてはできる限り自宅訪問を行い，薬の保管場所，服薬方法，服用時間等を確認し，服薬が確実になる方法を検討し，必要に応じて具体的な社会資源を調整する。また，介護老人保健施設にて中止した薬剤などに対しては，退所後に受診する地域のかかりつけ医やかかりつけ薬局の薬剤師に十分に情報提供を行うことで，再度ポリファーマシーの状況に陥らないようになる効果が期待できる。その実践のためにも，高齢者施設の看護職と介護職に対する薬物療法に関する定期的な勉強会や日々の業務においても薬物療法に関する積極的な情報提供を行うことが必要である。また，減薬する際はできる限り減薬のタイミングや減薬後のモニタリングの内容や方法について明確にしておくことが求められる。高齢者においては，生活習慣病などの慢性疾患がフレイルの原因としてあげられる一方で，フレイル，サルコペニアには有効な薬物療法が存在せず，むしろ薬剤はしばしばフレイルあるいはその増悪の原因となる（秋下 2019）。さまざまな職種が協働してポリファーマシーによる相互作用のリスクを充分検討し，処方薬剤を見直し適正化の検討を行うことが求められる。高齢者であっても，医療機関における入院期間の短縮化が進められており，処方薬剤の見直しによる適正化の検討は，次の療養の場であるこれらの高齢者施設に委ねられている現状もある。

1．高齢者の救急搬送の実態

　人生100年時代となり，年齢が重なることで高齢者は，複数の疾患を併せ持つことも多く，必然的に高齢者が救急搬送される事案も増えつつある。急性心筋梗塞や交通事故などこれらの傷病は，高齢者でなくとも救急搬送が必要な事案であるが，高齢者の場合はフレイルの進行による老衰あるいは老衰死という状況もあり，この状況に至る場合でも救急搬送がされるという現状が課題になっている。心肺蘇生搬送事案（心肺停止：Cardiopulmonary resuscitation：CPA）であっても，救急搬送をされれば，救命のための積極的な治療を行うこととなる。CPA は，高齢者の救急搬送においては，心臓マッサージ，人工呼吸などの応急処置の割合は一般よりも高かったという調査結果もあり（伊藤ら 2016），また，救急救命室（Emergency Room，以下 ER）に搬送された CPA は介護老人保健施設や特別養護老人ホームなど高齢者介護施設の割合が多くなっており（山本ら 2008），特に特別養護老人ホームが多い傾向が示されている（中尾ら 2008）。

　この背景には，ER を利用する高齢者の多くは，身体機能の低下があり諸外国においても高齢者であるほど ER の利用が多い傾向がある（Wilber ら 2006）ことに所以する。特別養護老人ホームは生活の場ではあるが要介護3以上の場合に利用できる施設であるため，身体機能の低下を生じている状況にある。また，身体機能の低下のみならず，それらの高齢者は認知機能の低下を併せ持っており（Han ら 2015），現在の症状が加齢によるものなのか疾病によるものなのかの判断が難しく，自覚症状を的確に伝えられない認知症高齢者の場合にはそれが深化する。そのため，治療をする側のすべての ER 関係者が高齢者の認知症によって負担が増えると感じている（Peterson ら 2008）現状もある。

　どのような状況下におかれる人も平等に医療を受ける権利を有するが，さらに延命治療を行いたいということを望んでいたのかということの確認もされておらず，高齢者本人の意思確認が不十分なまま救急搬送されていることが多いと予測される。高齢者介護施設から救急搬送され，蘇生後に来院した家族が治療の中止を申し出るという事案も生じており（山本ら 2008），このような事案の低減は急務である。

　高齢者の生活の場としては，在宅と高齢者介護施設に大別できる。在宅での老衰の多くは，訪問看護などを利用することが多く，医療機関と連携をとりながら救急搬送の利用の有無を検討することが多い段階に至っている。しかし，一方高齢者介護施設では，施設の特性によって異なり，看護職などの医療職の配置の義務付けがない施設も多々あり，それが高齢者と家族の意向を十分に把握しきれていない現状にもつながっている。そのため，高齢者介護施設から搬

送される傷病者には，救命医療を必要とする傷病者と必ずしも救命処置を必要としない看取り対象の傷病者が混在している（伊藤ら 2016）ことが明らかになっており，その背景には，急変時に，施設職員の多くが担当医師や家族に相談することなく119番通報している現状が存在する（伊藤ら 2016）。また，救急外来を受診する理由としては，死亡確認を病院で行うためという理由（伊藤ら 2016）もあり，適切に ER をしているとは言い難い現状が散見される。突然死という場合はその前兆を知ることは難しいが，老衰死の場合は，フレイルが進行した状況の過程の中で察知をすることができるため，高齢者介護施設の中で，かかりつけ医との連携が図れれば，施設の中で穏やかな終焉を迎えられる。

　さらに，生命を脅かすような状況でない場合も多く，高齢者であっても救急科の受診の多くは，初期的な医療で対応ができることが明らかになっており（Freed ら 2015），Wiler JL ら（2011）は多くの患者が ER の必要性がないと指摘している。通常時間帯の外来診療利用を選択するためには，その状況を見極める力が求められるところではあるが，慢性的な介護現場の人手不足もあり課題の解決は見出せていない。また，高齢者介護施設では，心身機能が低下している高齢者も多く，ベッド上での生活が主であり，生活に介助が必要な人ほど内科系疾患による救急搬送が多い傾向（鈴木 2008）がある。急性期疾患であっても，心身機能が低下している高齢者においては，ER 受診中における死亡（McDermott ら 2012）が多く，これはフレイルの状況による影響もあろう。また，救命ができた場合であっても，退院前の生活機能に戻らず，全身状態の悪化から死に至ることも多く，介護が必要な高齢者は入院治療中でも死亡率が高い（Chan ら 2016）。本来 ER は，重篤な救急患者に対する救命を行うことが主たる業務であるが，高齢者の救急搬送においては，救命にて人工呼吸器などを用いて蘇生ができた場合に，家族から治療の中止の申し出があることもある。そのような状況が多くなったという背景もあり，患者が高齢の場合には，救急搬送時に家族に治療の説明と同意を得るというプロセスが強化されるように変化している。しかしながら，救急搬送時に家族が付き添うケースばかりではなく，課題の解決への道のりは困難である。表3－38に ER を利用する高齢者の課題を示す。

表3－38　ER を利用する高齢者の課題

必要がない状況でもERの利用	・高齢者本人が救命医療を希望していない場合でも，家族や高齢者介護施設の意向で救急搬送がされている
	・医師の配置がない高齢者介護施設であり，かかりつけ医との連携が不足しており死亡確認のために ER を利用する
	・ER にて蘇生ができた場合にでも，後から来院した家族から治療の中止の申し出がある
ERを利用する高齢者の予後不良	・ER を受診して，救命処置を行っても入院に至るまでに死に至ることがある
	・ER を受診し入院となり，その後退院した場合でも再入院の率が高い

	• 予後不良の慢性疾患があることで ER や再入院が多い
心身機能が低下した高齢者の救急搬送の増加	• 高齢者介護施設から ER を利用する場合は，認知症や認知機能の低下がある高齢者が多い
CPA の状況での ER	• 高齢者介護施設から CPA の状態で救急搬送される

出所）小木曽加奈子，伊藤康児「高齢者介護施設における入所者の急変に関する文献研究―文献展望からの今後の研究課題」『福祉図書文献研究』19，2020，pp.53-62をもとに改変して引用

２．高齢者と家族の意思確認

　高齢者が CPA の状態で救急搬送されるその時は，高齢者自身が治療を選択することができない。そのため，高齢者本人が望まない治療が開始されることもあり，蘇生が高齢者や家族にとっても，必要であったかどうかの検証をする必要がある。アドバンス・ケア・プランニング（Advance Care Planning：ACP）とは，文字どおり「将来の事態に備え，先んじて（Advance）ケア（Care）計画を策定しておくこと（Planning）」である。高齢者の意識が清明であり，認知機能の低下の懸念がない場合には，起こりうる医療や介護のニーズに応じた自己決定が可能であり，インフォームド・コンセントとして今日の医療や介護の基本理念となっている（厚生労働省 2013）。厚生労働省（2015）の「人生の最終段階における医療・ケアの決定プロセスに関するガイドライン」や日本医師会（2018）の「終末期医療アドバンス・ケア・プランニング（ACP）から考える」などがあり，一般公開され周知されつつある。高齢者自身が，自らの生き方を選択しその人らしい暮らしを支えていくことが求められているが，約 7 割の施設で，急変時にどのような治療を望むかについての本人や家族の意思を事前に確認していたにもかかわらず，それが反映されないまま，救急搬送を行っていた（北出 2008）ことも明らかになっている。高齢者の意向を大切にしたいと常日頃考えていても，家族や高齢者介護施設のスタッフは，高齢者の状態の悪化に驚き，医療機関への救急搬送を選択してしまうという行動をとる場合がある。老衰という自然な現象に逆らわず，在宅や高齢者介護施設においては，穏やかな死へつながる高齢者のシームレスケアの実践（Hanratty ら 2014）が重要である。終末期においては，特に看取りの場所（在宅，介護施設，医療機関等）の選択，終末期に際して行われる医療行為及び看取りのための看護，介護，リハビリテーション等の内容について本人の意思が最大限に尊重されなければならない（厚生労働省 2013）。そのためには，高齢者に関わるさまざまな専門職は，高齢者と家族の意思確認をさまざまな場面において継続的に行うことが求められる。

　フレイルが進行している高齢者の場合は，急変時に救命救急や延命治療を優先することばかりがよいとは限らない。さまざまな機会を設け，高齢者と家族がどのような医療を受けたいと思っているのか，どのような終焉を送りたいと思っているのかを常日頃から把握することも重要である。そして，急変時に救命医療を希望するのかどうかについては，高齢者本人と家族だけでなく，担当医師や関連するサービス機関の間で，情報共有をしておく必要がある。高齢者

と家族の意向はゆらぎがあり，そのゆらぎを支えながら担当医師と連携を図ることが重要である。なお，詳細は第5章に記す。

3．高齢者介護施設の役割

　高齢者介護施設に入所している高齢者は，介護が必要となった主疾患や既往歴があり，意図的な介入で改善可能である身体機能や認知機能が低下しているフレイルの状態の高齢者ばかりではなく，老衰が進行していることも多い。認知機能の低下を併せ持っている高齢者が多いため，自身では健康管理や疾病予防をすることができず，体調不調をスタッフに伝えることも難しい現状がある。そのため，看護職や介護職が行うフィジカルアセスメントが重要となる。介護老人保健施設では24時間365日看護職の配置が義務付けられており，そのため，介護老人保健施設の看護師は，急変した高齢者の早期発見のために，いつもと異なる表情や行為に着目し，緊急性を見極めた状態の把握を行っている（藤野ら 2011）。フィジカルアセスメントには，老年期特有の疾病やその経過を熟知したアセスメント力が必要である（Shan ら 2013）。しかし，特別養護老人ホームでは夜間の看護職の配置がなく，認知症対応型共同生活介護（グループホーム）では，看護職そのものの配置がない。そのため，フィジカルアセスメントの力は看護職のみならず介護職にも必要であろう。高齢者介護施設の専門職の配置は，それぞれの施設の種別により異なるが，急変あるいは看取りにおいても，医療職のみにゆだねるのではなく，介護職をはじめ多職種協働が重要となる。高齢者介護施設の研修として，救急処置の技術向上や高齢者の急変の兆候に対する知識とその観察方法の習得などを行うことが求められる。

　また，介護老人保健施設の看護師が急変時の対応で困ったことは認知症の方の異常の早期発見，症状把握であった（福田ら 2010）ことも明らかになっている。高齢者介護施設では，その急変が，救急搬送を伴う医療機関での専門的な医療が必要な状態なのか，医療機関の外来受診でよい状況なのか，一過性の状況であり施設内で様子をみればよいのか，あるいは老衰死への準備状況なのか，また，使用している薬剤の副作用によるものか，など判断に困ることが多々生じる。高齢者介護施設では高齢者自身で病状や体調変化を説明できることは少なく，高齢者からのさまざまなノンバーバルコミュニケーションを受け止め，その意味を捉えることが求められる。救急外来受診時に認知症に関する状況を施設のスタッフから情報を得ないと，時間や費用がかかるという事案があり，治療の選択を行うために検査が多くなる（Peterson ら 2008），という現状もある。このような状況は高齢者にとっても不利益となるため，救急時は看護職など医療職の付き添いが重要となるが，看護職がいない高齢者介護施設では，そのような役割をどの職種が担うのかをあらかじめ決めておくことが必要であろう。

　高齢者介護施設の利用者は，複数の疾患を併せ持っていることが多いため，継続的な治療が必要であり，それらの薬剤の副作用によっても急変が生じる場合がある（三谷ら 2018）。高齢

者介護施設に薬剤師の配置の義務はないが，施設薬剤師に関する調査では，施設入所者の処方減薬の取り組みを行っており，不必要な薬を減らす実践を行っている。処方適正化の目標は薬を減らすことではなく，ハイリスクな状況にある高齢者のリスク低減のためであり，患者中心の医療であることが必要である（三谷ら 2018）。高齢者の体調の変化は，薬剤の影響がないかどうかを確認することも重要であり，さまざまな形での薬剤師の活用も，急変を低減させるための一助になると考える。

　介護が必要な高齢者の場合，何らかの疾患を有することがほとんどであろう。常日頃かかりつけ医との連携が図れていれば，高齢者介護施設における不要不急の救急外来は減少させることができ，高齢者も住み慣れた環境の中で穏やかに暮らしを続けることができる。具体的なケースとしては，高齢者介護施設では急変時に診察，治療を受けられるような病院と契約を結ぶ（山本ら，2008）などがある。看護職がいない高齢者介護施設などでは，訪問看護という形で看護職との連携を図ることも有効になるだろう。一方，岡本（2014）は介護保険施設の看護師は，緊急時の経験の割合が多く，緊急時の判断は経験やあらゆる情報から判断しながらも，医師が常駐していないことからストレスや困難感を抱えており，緊急時の研修ニーズが高い，と述べている。介護老人保健施設では24時間365日看護職の配置が義務付けられているが，夜勤勤務は看護職1名である場合が多く，その人員配置は限られているため，高齢者の急変時の対応の困難の解消が難しい現状にある。さらに，COVID-19（Coronavirus Disease 2019）などの感染を伴う場合であっても，高齢者介護施設での介護を継続する方向性も示されており，ますます高齢者介護施設の役割が重要となる。

表3－39　高齢者介護施設の役割

急変時の対応	• 認知症が急変時の症状や状態の判断に困難を与えるため，ノンバーバルサインを読み取り，普段の状況との違いを見出す • 看護職以外の救急に対応できるマンパワーを確保する • 施設内における救急に用いる器具を充実させる • さまざまな職種においても施設内における救急処置の技術の向上を活かす
施設で看取るための体制づくり	• 事前に延命を望まない意向が示されていても救急搬送される事案があるため，そのような状況の回避ができるようにする • 施設の中での看取り制度の推進を行う • エンド・オブ・ライフケアの実践を積み重ねる
施設内での協働	• 施設配置医師やかかりつけ医との連携を重ねる • 看護職と介護職の連携を強くする
事前の意思確認	• 急変時の対応をあらかじめ決めておく • 急変するまでの状況を鑑み，家族の思いを大切にする

出所）小木曽加奈子，伊藤康児「高齢者介護施設における入所者の急変に関する文献研究：文献展望からの今後の研究課題」『福祉図書文献研究』19，2020，pp.53-62をもとに改変して引用

4．地域連携の中で医療を行う

　「医療介護総合確保推進法」により，2015年4月から都道府県が「地域医療構想」を策定している（厚生労働省 2015）。病床の機能分化・連携，在宅医療・介護の推進がさらに進められることとなり，従来であれば，入院加療が必要であった疾患も，できるだけ今の生活の場での暮らしを継続させつつ，外来にて継続した治療を続ける方向にシフトしている。高齢者の生活の場としては，居宅や高齢者介護施設がある。介護保険制度の中にある介護老人保健施設には常勤の医師が配置されるが，特別養護老人ホーム，養護老人ホーム，軽費老人ホーム，有料老人ホームなどにおいては，医師の配置はない。さらに高齢者は加齢による症状なのか疾病による症状なのか判断がつきにくいこともしばしばあり，治療選択を困難にする。

　介護老人保健施設では医師が不在の時には，電話での指示を看護職が得ることもあるが，高齢者介護施設の急変時の医療を，かかりつけ医がすべてを担うことには限界がある。地域連携の中で医療を行うためには，高齢者介護施設，かかりつけ医など高齢者の状況をよく知る医療機関と中核となる医療機関が情報共有を行うなど，システム的な改善が必要であろう。情報共有などができれば，遠隔医療も実現できる。遠隔医療は，医療職が常在していない高齢者介護施設においては，重要な方法の一つであると考える。初期的な医療処置によって予後が左右されることは明白である。高齢者介護施設職員の緊急時の初期対応が適切でないことがあった（中村 2007）ことも示されており，遠隔医療の実践を進めていくことが必要であろう。高次救命治療センターの救急医療体制支援システム構築プロジェクト「GEMITS」（Gifu Emergency Medical supporting Intelligent Transport System）では，へき地と大学病院の連携強化により，アウトカムとして患者の予後の改善がある（須原ら 2016）。実用化されている医療用 IC カード MEDICA は緊急時の医療情報を伝えるとともに医療や介護における共通 ID 番号（MEDICA ID）によって連携する手段としても働く（総務省 2019）。これらのシステムの範疇が高齢者介護施設にも広がれば，遠隔医療の更なる推進にもつながると考える。

表3−40　地域連携の中で医療を行う

遠隔医療の実践	• 電話を用いて高齢者の様態を地域の医療機関（かかりつけ医など）に説明し，ER が必要かどうか判断する • 遠隔で指示を受けながら初期医療行為を高齢者介護施設内で行う
多職種の連携	• コミュニケーションを図り情報を共有する • 急変時に素早く対応できるように連携する
高齢者特有の疾患に対する教育	• 関わる専門職に対し，高齢者に多い急変時の対応などに関する継続した教育を充実させる
地域で看取る	• かかりつけ医とともに高齢者の終末期ケアを行う • 在宅での看取りができないかどうか多方面から検討する

出所）小木曽加奈子，伊藤康児「高齢者介護施設における入所者の急変に関する文献研究：文献展望からの今後の研究課題」『福祉図書文献研究』19，2020，pp.53-62をもとに改変して引用

＜引用文献＞

秋下雅弘「高齢者の安全な薬物療法ガイドライン2015」『日本内科学会雑誌』105 (12)，2016：2398-2402

秋下雅弘「高齢者の生活習慣病管理─フレイルとポリファーマシーに配慮して」『日本臨床内科医会会誌』33 (5)，2019：476-479

秋下雅弘「高齢者に注意すべき一般汎用薬」『臨床と研究』99 (2)，2022：1-12

安藤俊介『アンガーマネジメント入門』朝日新聞出版，2016：8

新井智之「高齢者のリスクとその対応」『理学療法─臨床・研究・教育』24 (1)，2017：12-17

浅井篤，田中雅之，大北全俊ら「ポリファーマシーの要因と対策に関する倫理的考察」『CBEL Report』3 (1)，2020：18-29

Butler, R., Ageism: Another form of bigotry, *The Gerontologist*, 9, 1969：243.

Chan, P. S., McNally, B., Nallamothu, B.K. et al., Long-Term Outcomes Among Elderly Survivors of Out-of-Hospital Cardiac Arrest, *Journal of American Heart Association*, 15, 5 (3)，2016，e002924. doi, 10.1161/JAHA. 115. 002924. PMID, 27068632.

Cummings, G. G., Reid, R. C., Estabrooks, C. A. et al., Older Persons' Transitions in Care (OPTIC), a study protocol, BMC Geriatrics, 12 (75)，2012, doi, 10.1186/1471-2318-12-75.PMID, 23241360.

Freed, G., Gafforini, S., Carson, N., Age-related variation in primary care-type presentations to emergency departments, *The Royal Austrian College of General practitioners*, 44 (8)，2015：584-588.

藤野あゆみ，百瀬由美子，松岡広子ら「介護老人保健施設で急変した高齢者に対する看護師の判断プロセス」『日本看護福祉学会誌』16 (2)，2011：151-163

福田和美，渡邉智子「介護老人保健施設の看護師が経験している入所者の急変とその対応」『日本看護医療学会誌』12 (2)，2010：44-54

福島哲夫編『公認心理師必携テキスト　改訂第2版』学研，2020：407-413

Han, J. H., Morandi, A., Ely, E. W., Callison, C. et al., Delirium in the nursing home patients seen in the emergency department, *Clinical Journal of the American Society of Nephrology*，10 (3)，2015：428-434.

Hanratty, B., Lowson, E., Grande, G. et al., Transitions at the end of life for older adults-patient, carer and professional perspectives, a mixed-methods study, *Health Services and Delivery Research*,217, Southampton (UK)，NIHR Journals Library; 2014 Jun. PMID, 25642566.

法務省「成年後見制度・成年後見登記制度 Q&A」2022

https://www.moj.go.jp/MINJI/minji17.html（2022.11.28閲覧）

深堀浩樹，石垣和子，伊藤隆子ら「高齢者ケア施設の看護職による医療処置を安全・確実に行うための工夫と経験した危険な場面の特徴」『老年看護学』15 (1)，2011：44-53

池野敬，伊藤弘人「服薬アドヒアランス」『精神保健研究』60，2014：49-54

犬尾英里子「認知症医療・ケアに伴うリスクとその管理：身体拘束と身体合併症リスク」『老年精神医学雑誌』29 (2)，2018：138-146

伊藤重彦，田口健蔵，井上征雄ら「北九州市における高齢者救急の現状と問題点─とくに介護施設からの搬送事案について」『日本臨床救急医学会雑誌』19 (1)，2016：7-12

泉キヨ子『エビデンスに基づく転倒・転落予防 第1版』中山書店，2005：2-11，17，81-86

鎌倉やよい編「摂食・嚥下が困難な人へ看護はどう貢献できるか」『イー・ビー・ナーシング』6 (3)，2006：10，60

神田紘介，北原隆志，松本武浩ら「薬剤師による入院前持参薬確認外来の開設」『日本医療マネジメント学会雑誌』21 (2)，2020：106-109

川野雅資編『精神看護学II 精神臨床看護学 第6版』ヌーヴェルヒロカワ，2015：110-117

北出直子「急変加療とその後の再入所の現状と問題点」『医療』62（2），2008：89-92

北川公子，荒木亜紀，井出訓ら『系統看護学講座 専門分野Ⅱ 老年看護学』医学書院，2018：69

児玉桂子，古賀誉章，沼田恭子ら『PEAP にもとづく認知症ケアのための施設環境づくり実践マニュアル』中央法規，第 1 版，2014：14-15

厚生労働省「精神保健及び精神障害者福祉に関する法律第三十六条第三項の規定に基づき厚生労働大臣が定める行動の制限」1988
https://www.mhlw.go.jp/web/t_doc?dataId=80135000&dataType=0&pageNo=1（2023.2.28閲覧）

厚生労働省「介護保険法」1997
https://elaws.e-gov.go.jp/document?lawid=409AC0000000123（2023.3.14閲覧）

厚生労働省「指定介護老人福祉施設の人員、設備及び運営に関する基準」1999
https://www.mhlw.go.jp/web/t_doc?dataId=82999404&dataType=0&pageNo=1（2023.6.2閲覧）

厚生労働省「身体拘束ゼロ作戦推進会議」2001
https://www.fukushihoken.metro.tokyo.lg.jp/zaishien/gyakutai/torikumi/doc/zero_tebiki.pdf（2023.1.25閲覧）

厚生労働省「平成18年度介護報酬等の改定について―概要―」2008
https://www.mhlw.go.jp/shingi/2008/10/dl/s1003-11h_0002.pdf（2023.1.30閲覧）

厚生労働省「運動器の機能向上マニュアル（改訂版）」2009
https://www.mhlw.go.jp/topics/2009/05/dl/tp0501-1d.pdf（2022.11.28閲覧）

厚生労働省『介護予防マニュアル（改訂版：平成24年 3 月）について：第 3 章　運動器の機能向上マニュアル，参考資料　3 - 2』2012
https://www.mhlw.go.jp/topics/2009/05/dl/tp0501-sankou3-2.pdf（2023.6.6閲覧）

厚生労働省「施設での看取りに関する手引き」2013
https://www.kokushinkyo.or.jp/Portals/0/Report-houkokusyo/H25/H25終末期 _ 手引（施設）．pdf（2022.10.5閲覧）

厚生労働省「日本全国の身元不明の認知症高齢者等について今年度中に厚生労働省の特設サイトからお探しいただけるようになります」2014
https://www.mhlw.go.jp/stf/houdou/0000066709.html（2022.10.6閲覧）

厚生労働省「地域医療構想」2015
https://www.mhlw.go.jp/stf/seisakunitsuite/bunya/0000080850.html（2022.10.3閲覧）

厚生労働省「平成28年度診療報酬改定の概要について」2016
https://www.mhlw.go.jp/file/06-Seisakujouhou-12400000-Hokenkyoku/0000115977.pdf（2023.1.30閲覧）

厚生労働省「地域医療構想について」2018a
https://www.mhlw.go.jp/content/10800000/000711472.pdf（2022.10.5閲覧）

厚生労働省「人生の最終段階における医療・ケアの決定プロセスに関するガイドライン」2018b
https://www.mhlw.go.jp/file/04-Houdouhappyou-10802000-Iseikyoku-Shidouka/0000197702.pdf（2022.10.5閲覧）

厚生労働省「市町村・都道府県における高齢者虐待への対応と養護者支援について（国マニュアル）『Ⅰ 高齢者虐待防止の基本』2018」2018c
https://www.mhlw.go.jp/file/06-Seisakujouhou-12300000-Roukenkyoku/1.pdf（2022年 9 月20日 閲覧）

厚生労働省「平成30年度介護報酬改定の主な事項について」2018d
https://www.mhlw.go.jp/file/06-Seisakujouhou-12300000-Roukenkyoku/0000196991.pdf（2023.1.30閲覧）

厚生労働省「高齢者の医薬品適正使用の指針　各論編（療養環境別）」2019

https://www.mhlw.go.jp/content/11125000/000749018.pdf（2022.5.1閲覧）

厚生労働省「令和 2 年度診療報酬改定の概要」2020a

https://www.mhlw.go.jp/ content/12400000/000603943.pdf（2022.5.1閲覧）

厚生労働省「2020年度　社会保障審議会（介護給付費分科会）」2020b

https://www.mhlw.go.jp/stf/shingi/shingi-hosho_126698.html（2022.5.1閲覧）

厚生労働省「ポリファーマシーに対する啓発資材の活用　2020」2020c

https://www.mhlw.go.jp/stf/newpage_10074.html（2022.5.1閲覧）

厚生労働省「令和 2 年度診療報酬改定の概要」2020d

https://www.mhlw.go.jp/content/12400000/000691038.pdf（2023.2.15閲覧）

厚生労働省「成年後見早わかり」2021a

https://guardianship.mhlw.go.jp/news/（2023.6.6閲覧）

厚生労働省「令和 2 年度『高齢者虐待の防止、高齢者の養護者に対する支援等に関する法律』に基づく対応状況等に関する調査結果」2021b

https://www.mhlw.go.jp/content/12304250/000871876.pdf（2023.6.6閲覧）

厚生労働省「成年後見制度利用促進」2022a

https://www.mhlw.go.jp/stf/seisakunitsuite/bunya/0000202622.html（2022.12.1閲覧）

厚生労働省「成年後見制度の現状」2022b

https://www.mhlw.go.jp/content/000973029.pdf（2022.11.29閲覧）

厚生労働省「日常生活自立支援事業」2022c

https://www.mhlw.go.jp/stf/seisakunitsuite/bunya/hukushi_kaigo/seikatsuhogo/chiiki-fukusi-yougo/index.html（2022.11.29閲覧）

McDermott, R., Gillespie, S. M., Nelson, D. et al., Characteristics and acute care use patterns of patients in a senior living community medical practice, *Journal of the American Medical Directors Association*, 13 (3)，2012：260-263.

三谷徳昭，大島幸徳，山内伴紀ら「施設入所者の処方減薬の取り組みと実績」『癌と化学療法』45 (1)，2018：39-40

森純一「認知症とともに一人で暮らす高齢者の金銭管理と権利擁護支援」『老年精神医学雑誌』33 (3)，2022：257-262

内閣府「令和 4 年版高齢社会白書（全体版）（PDF 版）」2022

https://www8.cao.go.jp/kourei/whitepaper/w-2022/zenbun/04pdf_index.html（2022.11.28閲覧）

中村弘「【救急指令室は悩んでいる】老人介護施設からの高齢傷病者救急搬送要請への対応」『救急医療ジャーナル』15 (5)，2007：24-28

中尾博之，早原健治，吉田剛ら「救急医療と介護福祉の連携構築のために―神戸市における介護施設からの CPA 症例搬送の検討」『日本臨床救急医学会雑誌』11 (5)，2008：428-433

中山佳代子，米澤淳，杉本充弘ら「病棟薬剤師の持参薬服薬計画提案によるポリファーマシー改善と医療者負担軽減効果」『日本病院薬剤師会雑誌』53 (9)，2017：1109-1114

（公益財団法人）日本医療機能評価機構「PTP シートの誤飲」『医療安全情報』2011：57

（公益財団法人）日本医療機能評価機構「医療事故情報収集事業第35回報告書，再発・類似事例の発生状況」2013

https://www.med-safe.jp/contents/report/index.html（2022.11.28閲覧）

（公益財団法人）日本医療機能評価機構「足浴やシャワー浴時の熱傷」『医療安全情報』2014：87

（公益財団法人）日本医療機能評価機構「温めたタオルによる熱傷に関連した事例」『医療事故情報収集事業第63回報告書』2020：55-64

（公益財団法人）日本医療機能評価機構「咀嚼・嚥下機能が低下した患者に合わない食物の提供」『医療安全情報』2021：170

日本医師会「終末期医療アドバンス・ケア・プランニング（ACP）から考える」2015
　http://dl.med.or.jp/dl-med/teireikaiken/20180307_32.pdf（2022.5.1閲覧）

日本褥瘡学会編『ベストプラクティス 医療関連機器圧迫損傷の予防と管理』照林社，2016：6

日本看護協会「医療安全推進のための標準テキスト」2013
　https://tokuteikenshin-hokensidou.jp/news/2013/003229.php?pr=atr02（2022.7.7閲覧）

日本看護倫理学会 臨床倫理ガイドライン検討委員会「身体拘束予防ガイドライン」2015
　https://www.jnea.net/wp-content/uploads/2022/09/guideline_shintai_2015.pdf（2023.1.30閲覧）

日本高齢者虐待防止センター（高齢者処遇研究会）『高齢者虐待防止トレーニングブック 発見・援助から予防まで』中央法規，2006：12-15

日本老年医学会「高齢者の安全な薬物療法ガイドライン2015」2015
　https://jpn-geriat-soc.or.jp/info/topics/20150427_01.html（2022.5.1閲覧）

日本老年医学会「日本老年医学会 老人保健施設管理認定医」2021a
　https://jpn-geriat-soc.or.jp/kensyu/nintei_hokenshisetsu.html（2022.5.1閲覧）

日本老年医学会ならびに日本医療研究開発機構研究費「高齢者の多剤処方見直しのための医師・薬剤師連携ガイド作成に関する研究」研究班「多すぎる薬と副作用」2016
　https://jpn-geriat-soc.or.jp/info/topics/pdf/20161117_01_01.pdf（2021.6.1閲覧）

（一般社団法人）日本創傷・オストミー・失禁管理学会『ベストプラクティス スキン—テア（皮膚裂傷）の予防と管理』照林社，2015：6，19

（一般社団法人）日本老年看護学会「『急性期病院において認知症高齢者を擁護する』日本老年看護学会の立場表明2016」2016
　http://184.73.219.23/rounenkango/news/pdf/（2022.11.30閲覧）

新倉健太郎「ドラッグロック」『看護技術』64（11），2018：1054-1061

岡本華枝，藤野文代「介護保険施設における看護師の急変時の対応に関する文献検討」『ヒューマンケア研究学会誌』5（2），2014：67-71

小木曽加奈子『医療職と福祉職のためのリスクマネジメント』学文社，第1版，2010：63-161

小木曽加奈子，伊藤康児「高齢者介護施設における入所者の急変に関する文献研究：文献展望からの今後の研究課題」『福祉図書文献研究』19，2020：53-62

小倉真治「第13回 救急医療支援情報流通システム（GEMITS）プロジェクト 救急搬送の最適化から医療全体の底上げへ」『日本医事新報』4591，2012：99

Peterson, L. K., Fairbanks, R. J., Hettinger, A. Z. et al., Emergency medical service attitudes toward geriatric prehospital care and continuing medical education in geriatrics, *The American Geriatrics Society*, 57 (3), 2008：530-535.

Robinson, C. A., Bottorff, J. L., Lilly, M. B. et al., Stakeholder perspectives on transitions of nursing home residents to hospital emergency departments and back in two Canadian provinces, Journal of Aging Studies, 26, 2012：419-427.

Shah, M. N., McDermott, R., Gillespie, S. M. et al., Potential of telemedicine to provide acute medical care for adults in senior living communities, *Academic Emergency Medicine*, 20 (2), 2013：162-168.

柴尾慶次「施設内における高齢者虐待の実態と対応」『老年精神医学雑誌』19（12），2008：1325-1332

芝田英昭，松田晋哉，村上正泰「『地域医療構想』を問う」『月刊保険診療』71（9），2016：7-20

島田和幸，川合眞一，伊豆津宏二ら編『今日の治療薬 第44版』南江堂，2022：853

清水径子，稲田弘子，兒崎友美スピーチ「ロック時における介護老人福祉施設職員の感情・思い」『最新社会福祉学研究』15，2020：11-18

衆議院「日本国憲法」1947

https://www.shugiin.go.jp/internet/itdb_annai.nsf/html/statics/shiryo/dl-constitution.htm（2023.2.28閲覧）

総務省「医療・介護・健康分野の情報化推進」2019

https://www.soumu.go.jp/menu_seisaku/ictseisaku/ictriyou/iryou_kaigo_kenkou.html（2022.10.3閲覧）

須原貴志，今井健晴，古田智彦「へき地にある当院の覚知時通報と外傷初期診療ガイドライン（Japan Advanced Trauma Evaluation and Care，JATEC）を用いた外傷救急システムの成果と問題点，Global Emergency Medical supporting Intelligent Transport System）（GEMITS）を用いた将来の展望」『へき地・離島救急医療研究会誌』14，2016：28-32

鈴木博明，佐々木郁子，柴山純子ら「無断離院・離棟の事例」『リハビリナース』5（4），2012：349-356

鈴木一明「当施設における救急搬送について─病院搬送の実態調査」『専門リハビリテーション』7，2008：84-85

鈴木みずえ編『認知症 plus 身体拘束予防─ケアを見つめ直し，抑制に頼らない看護の実現へ』日本看護協会出版会，2021：4

仙波雅子，村山由子「スピーチロック」『看護技術』64（11），2018a：1046-1053

仙波雅子，村山由子「フィジカルロック」『看護技術』64（11），2018b：1039-1053

高野真由美「看護学生の背景による老人イメージ，知識，エイジズムの相違：FAQ,FSA,SD 法を用いての分析」『日本看護学会論文集　看護教育』38，2008：147-149

武田秀樹，中尾正尾『「看護師の判断」を人工知能が学習し転倒・転落予測を支援する』『看護管理』26（12），2016：1066-1071

田辺有理子「『アンガーマネジメント』で“怒りの連鎖”を防ぐ」『看護』71（13），2019：42-45

谷田憲俊「将来を想定した意思表明（事前指示）とアドバンス・ケア・プランニングの生命倫理」『ホスピスケアと在宅ケア』26（1），2018：2-10

テクノスジャパン「離床センサー」2022

http://technosjapan.jp/product/sensor/index.html（2023.6.9閲覧）

鳥羽研二，大河内二郎，高橋泰ら「転倒リスク予測のための『転倒スコア』の開発と妥当性の検証」『日本老年医学会雑誌』42（3），2005：346-352

特定非営利活動法人全国抑制廃止研究会「厚生労働省 平成26年度 老人保健健康増進等事業　介護保険関連施設等の身体拘束廃止の追跡調査及び身体拘束廃止の取組や意識等に関する調査研究事業報告書」2015

https://www.mhlw.go.jp/content/12304250/0000140338.pdf（2023.1.30閲覧）

上野治香，山崎喜比古，石川ひろの「日本の慢性疾患患者を対象とした服薬アドヒアランス尺度の信頼性及び妥当性の検討」『日本健康教育学会誌』22（1），2014：13-29

Wilber, S. T., Blanda, M., Gerson, L. W., Does functional decline prompt emergency department visits and admission in older patients?, *The Society for Academic Emergency Medicine*, 13（6），2006：680-682.

Wiler, J. L., Ross, M. A., Ginde, A. A., National study of emergency department observation services, *Academic Emergency Medicine*, 18（9），2011：959-965.

山本俊郎，鈴木範行，伊巻尚平ら「横浜市における老人介護施設の増加が及ぼす CPA 搬送への影響とその臨床的特徴」『日本臨床救急医学会雑誌』11（4），2008：385-391

横山さつき「介護職員による不適切ケアの発生に関連する要因の検討」『高齢者虐待防止研究』15（1），2019：40-52

横山さつき「介護職員による不適切ケアの様相と対処方略の検討─開発した『不適切ケア防止チェックリスト』による実態調査を基に」『中部学院大学・中部学院大学短期大学部研究紀要』21，

2020a：45-54

横山さつき「『不適切ケア防止教育プログラム』の考察とその評価」『介護福祉教育』24，2020b：75-83

横山さつき「介護現場での"不適切ケア"を防止する仕掛け」『介護人材』16（4），2021：5-10

（公益社団法人）全日本病院協会「身体拘束ゼロの実践に伴う課題に関する調査研究事業報告書」2016
　https://www.ajha.or.jp/voice/pdf/other/160408_2.pdf（2023.1.30閲覧）

（公益社団法人）全国老人福祉施設協議会「ポリファーマシーに対する啓発資材の活用」2016
　https://www.roushikyo.or.jp/index.html（2022.5.1閲覧）

（公益社団法人）全国老人保健施設協会「ポリファーマシーに対する啓発資材の活用」2016
　http://www.roken.or.jp/（2022.5.1閲覧）

第4章

事例から学ぶ

第1節　事例紹介

1. 【事例A氏】転棟時の状況

① 属　性

女性　　86歳

現病歴：アルツハイマー型認知症，心不全

家族構成：夫婦の2人暮らし。

家族との関わり：夫は88歳であり，高血圧で内服治療中である。妻が発病してから血圧のコントロールがやや不良になったと看護師に話している。子どもは2人いる。他府県に住んでいる長女夫婦が入院の手続きなどを行った。長女夫婦には娘と息子がいる。常勤で働いているため，介護を行うことは難しい。もうひとりの子どもも他府県に住んでいる。夫は高齢であるため，長女と一緒に週末の午後に面会にくる。A氏も夫が来ることを楽しみにしており，家族との関係は良好である。

② 入院までの経過と治療計画

3月の中頃から，寝床に入ると時々咳嗽や呼吸困難感が出現するようになり，夜中に息苦しさが増して座り込むこともしばしばあった。そのため，夜間ぐっすりと眠ることができなくなってきた。夫婦の寝室は別であり，A氏は夫に「この頃，夜眠れない」と言っていた。症状の改善が見られず，足のむくみも出現するようになった。3月15日に長女夫婦がA氏から状況を聞き，自家用車で循環器内科を受診し，心不全を指摘され，治療目的のため入院となった。医師からは利尿剤を中心に心不全の治療を行い改善できれば，ADLの向上のために地域包括ケア病棟でリハビリを行い退院予定ということを本人と家族（夫と長女夫婦）に説明がされている。リハビリのゴールはシルバーカーを用いた歩行である。

③ 既往歴

60歳：高血圧

68歳：脳梗塞（左半身にやや麻痺がある），僧帽弁閉鎖不全症，僧帽弁狭窄症

70歳：心不全

84歳：アルツハイマー型認知症

④ **現在の状態・治療**

入院後 2 週間はベッド上安静で，酸素療法と利尿剤を中心に心不全の治療を行い改善がみられた。ベッド上安静などにより身体機能が低下しており，リハビリ目的で地域包括ケア病棟に転棟となった。ニューヨーク心臓協会の心機能分類は II であり，病状的には離床を進めていく段階である。トイレなどは車いすを使用しているが，リハビリでは，歩行器を用いて病棟内を歩くことができる。理学療法士（PT）によるリハビリは月曜日から金曜日まで午前と午後の計 2 回約30分あり，平行棒や歩行器を用いた歩行訓練を行っている。

内服は，ラシックス（利尿剤），カプトリル（アンジオテンシン変換酵素阻害剤，降圧薬），ワソラン（不整脈治療薬），ワーファリンカリウム（抗凝固剤），アリセプト（アセチルコリンエステラーゼ阻害剤）であり，3 日排便がなければ，センノサイド錠（下剤）を夜内服する。不眠時は，レンドルミン（睡眠薬催眠鎮静剤，抗不安剤）の内服の指示があるが転棟後は使用していない。

【MMT による評価】右肘：G（優），右手関節：G（優），右肩関節：G（優），右股関節：G（優），右膝関節：G（優），左肘：F（良），左手関節：F（良），左肩関節：F（良），左股関節：F（良），左膝関節：F（良）

⑤ **退院後の生活に対する家族の希望**

認知症の診断を受けてから，夫はA氏の様子に気をつけるようにしてきたが，妙な行動が多くなったと感じている。朝早く親戚や近所の人へ電話をするなどもあり，注意をしてもすぐに忘れてしまう。いつも一緒に畑仕事や簡単な家事をするようにしていた。人様のお世話になりたくないと思って介護保険は今まで利用してこなかった。夫は，これまで通り 2 人で暮らしたいと思っている。A氏も退院後は自宅で元のように暮らしたいと思っている。現在は介護認定調査を終了し，要介護認定申請中である。退院後は介護サービスを利用する予定であるが，家屋の構造などは不明であり，退院調整は地域包括ケア病棟で行うことになっている。介護保険制度に対する理解は不明であるが，長女は，母親がトイレへ行けなくなっており，父親も高齢であるため，自宅で生活できるのか不安に思っている。

⑥ **入院前の生活**

睡眠：朝 6 時に起床し，22時に床に入るが，夜間は少なくとも 1 － 2 回はトイレのため起きる。熟睡感が得られておらず，就寝前にレンドルミンを内服することもあった。

清潔：入院前はひとりで毎日入浴していた。朝晩の 2 回，部分義歯も自分で手入れをしていたが，水でざっと洗う程度。

衣服：服に対しても無頓着になり，汚れていても気がつかないことが多い。更衣動作は自立している。足先が冷えるとのことで，夏場でも靴下を常時履いている。

食事：入院前は，夕食は宅配弁当（普通食）を利用していた。夫と一緒に簡単な食事を作っ

128

たり，洗濯を行うなど，家事の一端を担っていた。

排泄：ほぼ自立していたが，時々夜間に尿失禁をすることがあり，布団を汚さないようにするために，リハビリパンツを履いていた。

性格：もともとは几帳面でおしゃれであった。

移乗：円背があるため，前傾姿勢で，速足で歩幅が小さく小刻みで歩いていた。

⑦ **転棟時所見**（4／4）

血液検査：白血球数$7.3×10^3$／$\mu\ell$，赤血球数$350×10^4$／$\mu\ell$，ヘモグロビン9.0g／dℓ，ヘマトクリット値40％，血小板$30×10^4$／$\mu\ell$，空腹時血糖102mg／dℓ，総蛋白6.8g／dℓ，アルブミン4.2g／dℓ，血清尿素窒素30mg／dℓ，クレアチニン1.6mg／dℓ，尿酸5.1mg／dℓ，CRP1.0mg／dℓ，BNP（脳性ナトリウム利尿ペプチド）150pg／dℓ

尿検査：尿たんぱく（−），尿糖（−），尿ケトン体（−），尿ビリルビン0.3mg／dℓ，尿ウロビリノーゲン（±），潜血反応（−）

身長148.5cm，体重40.4kg

バイタルサイン：体温36.8℃，脈拍90回／分（不整有：心房粗動），呼吸数20回／分，血圧146／64mmHg，$SpO_2$98.0

⑧ **その他**

食事：普通食1,450kcal，タンパク質40ｇ，脂質25％（エネルギー比），カルシウム500mg，塩分６ｇ，食事中の水分量は800mℓ，医師の指示により１日の飲水量は1,000mℓ以内。

排泄：排尿は１日６〜７回（夜間は１〜２回）。

視力：両眼とも加齢に伴う視力低下と視野がやや狭い。

聴力：難聴があり，特に左の耳は聞こえにくい。看護師の言っていることが聞こえず，聞き返したり，無反応であったり，ぽかんとした顔をしていることがある。

２．転棟後の経過

＜４月５日＞

　転棟後，ずっとうとうととしている。看護師が訪室し，「もうすぐお食事ですから座っていましょうか？」と声をかけると「ここのご飯は何を食べても味がしない。美味しくないね。味が薄すぎる」と言う。看護師の促しによって，仰臥位からベッドの柵を持って側臥位にはなれるが，端座位にはなれず介助を要する。端座位の保持は可能である。床頭台をベッドサイドに移動して食事のセッティングを行う。A氏は４人部屋の廊下側であるため，壁を前にして座りエプロンを介助でつける。残歯があり，自分で上下部分義歯を装着して食事をする。食事を配膳しても，促さないと箸ももたず，そのまま食事を眺めている。「Aさん。お食事がきましたよ。温かいうちに食べてくださいね」と促すことで食べ始める。しかし，２〜３口食べるとま

た，手が止まってしまい，それを繰り返し，昼食は主食が3割，副食は2割しか摂取できなかった。朝食は主食が3割，副食は9割である。お茶を飲むようにすすめると「喉が乾かないから，お茶はあんまり欲しくない。できるだけ飲まない方が，病気が良くなる」と言う。食後に，歯ブラシを渡しても，そのまま置いてしまい，何をすればいいのか分からない様子である。看護師が歯を磨くふりをすると，歯を磨き始めた。口腔内の食物残渣が多い。

　看護師がトイレを促すと「トイレ行きたい」と言う。端座位から介助バーを用いて，ほとんど介助なしで立ち上がることができる。移乗動作を細かく伝えることで，自力で車いすへ移動できる。指示がないとフットレストを下げるなどの行為ができない。トイレへ入ると，ブレーキをかける前に突然立ち上がろうとする。ズボンを下げ，紙オムツのテープを外している間に放尿がある。尿意を確認し，トイレ誘導を行ってもオムツ内に失禁していることも多い。促すことにより，排泄後自分でトイレットペーパーを用いて後始末ができる。トイレ使用後は促せば手を自分で洗うことができる。下着は紙オムツとパッド2枚を使用している。A氏は「下の世話までさせてしまって，申し訳ない。汚いことさせてごめんね」と言う。

　訪室すると横になりうとうととしている。「早く良くなって家に帰るためには，寝ている方がいい」と言う。家での過ごし方を尋ねると「畑仕事のために，早起きをしていた。お昼からは一休みして，また仕事をしたよ。やることいっぱいあるから。ここだと暇だからね」と言う。「家に帰りたいな。犬も待っとる。でもすぐってわけにはいかんな」と言う。動物が好きであり，病室の廊下に飾ってある犬の写真をみて，「これは私のワンちゃん」と言う。看護師が話しかけると答えるが，自分から話しかけることはない。「家に帰りたい」というが，「早く治らんと帰れん」と言い，病院で治療を受けていることは認識している。ベッドは水平にすると息が苦しくなるとのことで，常に頭部を10度ほどあげている。

　　　14時のバイタルサイン：体温36.5℃，脈拍98回／分（不整有），呼吸数18回／分，血圧136／
　　　　　　　　　　56mmHg，SpO$_2$96.4
　　　血液検査：白血球数6.3×10^3／$\mu\ell$，赤血球数352×10^4／$\mu\ell$，ヘモグロビン9.2g／dℓ，ヘマト
　　　　　　　クリット値40％，血小板28×10^4／$\mu\ell$，空腹時血糖98mg／dℓ，総蛋白6.5g／dℓ，
　　　　　　　アルブミン4.0g／dℓ，血清尿素窒素28mg／dℓ，クレアチニン1.5mg／dℓ，尿酸5.3
　　　　　　　mg／dℓ，CRP1.1mg／dℓ，BNP126pg／dℓ

　PTによるリハビリは午前と午後の計2回約30分行っており，A氏は積極的に取り組んでいる。リハビリでも立位時は左側に力が入らずやや左に傾く。平行棒と歩行器を使っての歩行を行っているが，リハビリでの歩行時は早歩きで，歩幅が狭く，すり足。前傾姿勢で不安定な歩行状態である。歩行練習では「やっぱ。疲れる」と言うが，実施できる。リハビリでは歩行器

を用いて病棟内を歩くが，トイレなどは車いすを使用する。パジャマはMサイズで，裾が長くひきずって歩いている。

　夜間の巡視時A氏が座っているため，「どこか調子が悪いところはありませんか？」と尋ねると「大丈夫」と答える。「眠れませんか？」と尋ねると首を振る。「何か用事があったらナースコールで呼んでください」と伝えると大きく頷く。

　夕食は主食が9割，副食は2割である。1日の飲水量は500ml。

＜4月6日＞

　訪室すると横になり目を閉じている。臥位・介助で清拭を行う。上半身に2枚の蒸しタオル，下半身に2枚の蒸しタオルを用意する。「拭けるところは拭いてくださいね」と声をかけると顔，首回り，両上肢を自分自身で拭ける。看護師が「脇の方も拭いてくださいね」と声をかけると，両脇も拭くことができる。左上肢の動きはぎこちなさがあるがなんとか拭くことができている。両上肢は可動域の制限はないが，左手に力が入らず，細かな動作がしにくい。清拭時の更衣は全面的に看護師が実施する。オムツを開くと尿失禁がある。陰部に広範囲に発赤があり，引っ掻き傷が複数みられる（オムツかぶれ）。痒みあり。陰部洗浄の石鹸はあらかじめ泡立っているものを使用し，陰部洗浄は介助にて看護師が毎日行う。陰部洗浄後は，軟膏（白色ワセリン）の塗布を行う。A氏は「こんなところ（陰部）までお世話になって。ごめんね」と言う。

　食事介助時，箸やフォークなどがないため，あたりを探すと，ベッドサイドのゴミ箱に捨ててある。A氏に尋ねると「分からんね…」と言う。看護師が他事をしている間に義歯を装着せずにバナナの皮をむいて食べ始める。箸やスプーンを持って食べるが，ときどき箸からおかずが零れ落ちる。朝食は主食が4割，副食が3割であったが，昼食は，主食が6割，副食8割摂取できた。食後，A氏自身で義歯を外し，看護師の介助で義歯を洗う。洗浄後，義歯を渡すが，義歯の上下が分からなくなるため，細かな説明を分かりやすくすると自分で上下の義歯をはめることができた。

　トイレ誘導を行うが，「ズボンを下ろすまでそのまま立っていてくださいね」という指示動作ができず，ズボンを履いたまま便座に座る。排泄が終わるとすぐに立ち上がり，ズボンを上げようとする。尿意や便意を感じているが，それを他者へ伝えることができない。

　14時のバイタルサイン：体温36.0℃，脈拍98回／分（不整有），呼吸数18回／分，血圧130／56mmHg，SpO$_2$96.0

　訪室すると，ベッドにおいてあるものをひとまとめにしている。「家に帰る準備をしなくて

は」と言う。そわそわして，落ち着かない様子があるため，４点柵にする。時間をかけもう少し元気になるまで，ここに居て欲しいことを伝えるとなんとか落ち着かれる。

前夜にセンノサイド錠を用いており，15時頃に，木の実のようなコロコロした固い塊の便が排出され，その後しばらくしてから腹部の強い痛みとともに，境界がほぐれて，ふわふわと柔らかいお粥のような便があった。排便後腹部不快消失する。

「すぐって（退院）わけにはいかんわな。しゃきっとするまでには，まだだいぶ頑張らないと」と言い，リハビリを行っている。歩行器を前傾姿勢で押しながら歩いている。声をかけてしばらくはよい姿勢が維持されるが，しばらく歩くとまた前傾姿勢になる。

23時半頃，A氏の居室の方からガタガタと大きな音がするため，訪室するとA氏が柵を大きく揺らしていた。「どうしましたか？」と尋ねると「行かないと」と言う。「トイレですか？」と尋ねると大きく頷く。そのため，急いでトイレ誘導を行うが，トイレに着くとオムツ内に失禁していた。その後，離床センサーを設置する。また，昼間から４点柵であったが４点高柵に変更する。転倒・転落予防のため，夜間はマットをベッドサイドに置くこととした。

夕食は主食が８割，副食は７割である。１日の飲水量は600mℓ。

＜４月７日＞

ベッドの上で横になり，１日の大半を過ごしている。清拭時，布団を移動すると，尿で汚れたパッドとオムツが足元にある。A氏はパジャマだけ履いていた。A氏に「これどうしました？」と汚れたパッドとオムツを見せると「そんなもの分からん」と言う。衣服は右側から脱ぎ，左側から着る。更衣動作に協力が得られる時と得られない時がある。ズボンを履くときは，指示すると足をあげて通したり，臀部をあげることができた。皮膚はやや乾燥傾向があり，陰部の状態に変化なし。

昼食介助のための訪室時，ベッドで横になってうとうとしている。「病院ではやることがないから，寝るしかない」と言う。昼食が近いことを伝え起きるように声をかける。昼食時，スプーンには山盛一杯ご飯をすくい食べている。突然，食べる速度が速くなることもあるが，「ゆっくり食べてくださいね」と声かけをすると，元の速さに戻る。昼食は，主食が10割，副食10割摂取できた。朝食は主食が10割，副食は４割である。

14時のバイタルサイン：体温36.3℃，脈拍88回／分（不整有），呼吸数20回／分，血圧126／60mmHg，SpO$_2$90.3

血液検査：白血球数6.2×10^3／$\mu\ell$，赤血球数356×10^4／$\mu\ell$，ヘモグロビン9.3g／dℓ，ヘマトクリット値42％，血小板29×10^4／$\mu\ell$，空腹時血糖98mg／dℓ，総蛋白6.3g／dℓ，アルブミン4.3g／dℓ，血清尿素窒素25mg／dℓ，クレアチニン1.5mg／dℓ，尿酸5.2

mg／dℓ，CRP1.0mg／dℓ，BNP128pg／dℓ

　「あんまり眠れない。家が一番いいね」と病院では夜眠れないと感じている。トイレ誘導で失禁なく排泄できる。トイレでは，自分でズボンやリハビリパンツの着脱ができる。トイレへ行きたいときはナースコールで知らせて欲しいとお願いすると，大きく頷く。しかし，ナースコールを用いて看護師を呼ぶことはその場では理解ができても，それを保持し，実践することはない。

　夕食は主食が1割，副食は9割である。1日の飲水量は400㎖。

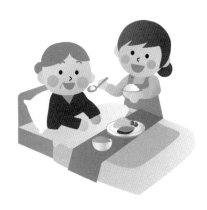

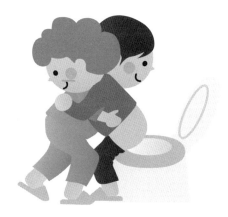

3．フェイスシート

80代後半	男 女	介護保険要介護度認定 要支援・要介護（　）・なし

病名 アルツハイマー型認知症　心不全	身長　148.5　cm 体重　40.4　kg

転棟までの経過：
○年の３月の中頃から，時々夜間咳嗽や呼吸困難感が出現するようになり，不眠傾向にあった．改善が見られず，足のむくみも出現するようになり，循環器内科を受診し，心不全を指摘され治療目的のため入院となった．入院時は咳嗽・呼吸困難・胸部不快感，動悸，労作時の疲労感が強かったが，心不全は改善傾向にあり，身体機能の低下もあるため，リハビリ後に自宅へ戻る予定．地域包括ケア病棟では退院調整を行っている．

現在の症状：
物忘れ，労作時の動悸や息切れ，末梢冷感，オムツかぶれによる発赤

治療方針と治療：
《内服》ラシックス（利尿剤），カプトリル（アンジオテンシン変換酵素阻害剤，降圧薬），ワソラン（不整脈治療薬），ワーファリンカリウム（抗凝固剤），アリセプト（アセチルコリンエステラーゼ阻害剤），センノサイド錠（下剤），レンドルミン（睡眠薬催眠鎮静剤，抗不安剤）
《リハビリ》PTによるリハビリは月曜日から金曜日まで午前と午後の計2回（約30分）

既往歴：
60歳：高血圧
68歳：脳梗塞，僧房弁閉鎖不全症，僧房弁狭窄症
70歳：心不全
84歳：アルツハイマー型認知症

日常生活自立度（寝たきり度）：　J1・J2・A1・A2・B1・B2・C1・C2

認知機能：認知症の診断　有・無
認知症高齢者の日常生活自立度（認知症）：Ⅰ・Ⅱ（a・b）・Ⅲ（a・b）・Ⅳ・M
2年前にアルツハイマー型認知症と診断を受け内服治療を行っている．簡単な日常会話は理解できる．

本人の思い：
入院していることは理解している．「家に早く帰りたい」「家が一番落ち着くね」とよく発言する．

家族構成： 独居・高齢者世帯・施設入院 同居者（夫） キーパーソン：長女（他府県）	家族の思い： （夫）今までどおり，2人で暮らしたい．子ども達に迷惑をかけたくない． （長女）母は，トイレにも行けなくなってしまい，父も高齢であり，自宅で生活できるのか不安である．

入院前の暮らしの状況など：
主介護者は，同居している夫であるが，夫も88歳と高齢である．認知症の診断を受けてから，気をつけるようにしてきたが，妙な行動が多くなった．朝早く親戚や近所の人へ電話をするなどもあり，注意をしてもすぐに忘れてしまう．人様のお世話になりたくないと思って介護保険は今まで利用してこなかった．長女は他府県に住んでおり，常勤で働いている。介護を行うことは難しいため，要介護認定申請中である．入院前から夕食は宅配サービスを利用しており，退院後も利用する予定．

4．アセスメントシート

	日常生活行動の情報	アセスメント	統　合
活動	【入院前】 O：入院前も円背があるため，腰は曲がっており，前傾姿勢で，速足で歩幅が小さく小刻みで歩いていた． O：入院前は畑仕事をしており，夫と協力して食事の支度や家事を行っていた． 【現在の状況】 <バイタルサインの推移> <table><tr><td></td><td>KT</td><td>BP</td><td>R</td><td>P</td><td>SpO₂</td></tr><tr><td>4／4</td><td>36.8</td><td>146/64</td><td>20</td><td>90</td><td>98.0</td></tr><tr><td>4／5</td><td>36.5</td><td>136/56</td><td>18</td><td>98</td><td>96.4</td></tr><tr><td>4／6</td><td>36.0</td><td>130/56</td><td>18</td><td>98</td><td>96.0</td></tr><tr><td>4／7</td><td>36.3</td><td>126/60</td><td>20</td><td>88</td><td>90.3</td></tr></table> O：高血圧 O：心不全，BNPは150〜126 O：脈拍は不整があり，心房粗動 O：ワソラン（不整脈治療薬），ワーファリンカリウム（抗凝固剤） O：ニューヨーク心臓協会の心機能分類はⅡ O：病状的には離床を進めていく段階である． O：柵を持って側臥位になることはできるが，その姿勢から自力で起き上がることはできず，介助が必要になる． O：端座位から介助バーを用いてほとんど介助なしで立ち上がることができる． O：細かな一つひとつの動作を指示すれば，ほとんど自力でベッドから車いすへ移動できる．指示がないとフットレストを下げるなどの行為ができない． O：車いすが止まると突然立ち上がろうとする． O：立位時は左側にやや傾く． O：寝ていれば早く治り家へ帰れると思っている． O：両上肢は可動域の制限ないが，左手に力が入らず，細かな動作がしにくい． O：「家に帰りたい」というが，「早く治らんと帰れん」と言い，病院で治療を受けていることを認識している． S：すぐって（退院）わけにはいかんわな．しゃきっとするまでには，まだだいぶ頑張らないと． O：ベッドの上で横になり，1日の大半を過ごしている． O：支えがなくても端座位の保持は可能である． O：ベッド上で食事を摂取する．	入院前から不安定な歩き方であったと考えられる．介助があれば病棟内は歩行器で歩くことができる．リハビリの様子から，現在の歩行状況のままでは転倒の危険性は高いと考える．高齢であることと，ベッド上安静の時間が長かったことから，下肢筋力が低下していると考えられる．退院後にむけて，できるだけ安定した歩行を習慣づけることが必要である． 高血圧の既往があり，現在も内服治療中である．BPは収縮期血圧が140台となることもある．また，心疾患もあるため，現在症状の出現はないが，労作に伴う動悸や胸部不快などの症状の観察に努め，無理をしないように注意して観察していくことが必要である． 日中はベッドから一人で起き上がる際にも介助が必要であるが，夜間一人で座っていたり，ベッドの柵を外そうとするなど，身体機能的には一人で起き上がることができると考える． 移動や移乗には，見守りが必要であることは理解されておらず，ナースコールで看護師を呼ぶこともできていない．尿意や便意を感じると一人で動き出すことが多いため，尿意や便意のサインを事前に察知したり，適切なタイミングでトイレ誘導を行うなどで，それらの行動は少なくなると考える． 左不完全麻痺のため，立位時は左側にやや傾き，転倒の危険性につながる．体位が変化するときには見守りを十分行うことが必要である．また，歩行器での歩行時は左側に立ち転倒予防に努めていくことが必要である．ワーファリンカリウムを内服しており，出血傾向に留意して，転倒や転落に起因する事故が生じないようにする必要がある． 病気の時は寝ていることで早く治ると思っているため，入院生活において活動がより低下していると考える．そのため，排泄以外ではA氏の積極的な行動はみられておらず，活動を促す必要がある． リハビリを行うことで，身体機能が向上すると理解しており，リハビリに対して意欲的に取り組んでいる．今後はPTによるリハビリだけでなく，日常生活全体を捉え，入院前の生活リズムを視野に入れ活動を促していく必要がある．	・左上肢にはやや不自由がみられるが，仰臥位から側臥位，端座位になり，立位になることができる．また，体位の変化があっても，ふらつきや気分不快などの症状が出現することはない．また，バイタルサインも安定しており，ADLを拡大していくという方針もあり，徐々に活動量を増やしていくことは可能であると考える． →もてる力 　端座位の姿勢は安定している．両上肢の機能が十分ある． →看護上の課題 　移動や移乗時には見守りが必要であるが，それが認識されておらず上肢の使い方，起き方などの動作がスムーズでないため，一人で起き上がることができず安全に留意した移乗ができない． 　　　　　　　　→　＃3 ・入院以前は，日常生活は自立していたが，現在はベッド上で過ごす時間が多い．退院に向けて今後ADLの拡大を図ることが必要であると考える．円背があることも影響をして，歩行器を用いて歩く際には，前傾姿勢で小刻み歩行であり，転倒の可能性が高い．記憶の保持が困難であるため，随時声をかけて安全に配慮が必要である．歩行時は，環境を整備し，移動時に自分自身で行ってしまうことなどで転倒の危険を招くため，見守りが必要となる．また，認知力の低下のため，尿意を感じると自らトイレへ行こうと動いてしまうため，ひとりで動くことがないように，離床センサーの確認と共にトイレ誘導をこまめに行う必要がある． →もてる力 　入院前は，歩行は自立していた．病棟内，歩行器を用いて見守りのもと歩行できる．PTによるリハビリでは，平行棒や歩行器を用いた歩行練習を行っている． →看護上の課題 　入院前から前傾姿勢で歩行をし

日常生活行動の情報	アセスメント	統　合
O：物音がし，訪室するとベッド柵を激しく揺らすところを発見する．どうしたか尋ねると，尿意があると答えたため，車いすでトイレ誘導をするが，既に失禁があった． O：離床センサーを設置する． O：4点高柵を用い，夜間はマットをベッドサイドに敷く． O：夜間一人で座っていることがある． O：夜間ガタガタという音で駆けつけると，ベッドの柵を揺らし外そうとしていた． O：そわそわして，落ち着かない様子がみられることがある．	看護師の見守りが必要であることが理解できず，柵を激しく揺らすなどの行動がみられる．離床センサーを用いることで対応していく．A氏のこのような行動の背景には，トイレへ行きたいという思いがあることが多いと予想される．適切なトイレ誘導が必要である． 日中をほとんどベッド上で過ごしており，認知症の進行の防止のためにも活動量を増やしていけるように，A氏の興味のあることを見出し生活活動の中に取り入れていくことが必要である．	ており，歩行姿勢の改善を図らなければ，入院中の再転倒の可能性が高い． 　　　　　　　→　＃4 ・医師の想定しているシルバーカーを用いた歩行の状態で退院することは，入院前の状態と比べるとADLが低下するため，今まで通りの生活を再開させることは難しい．そのため，退院後，介護保険を利用することも選択肢のひとつとなる．本人と家族に対して，介護保険制度への理解を深めることが必要である．
O：リハビリでは歩行器を用いて病棟内を歩くが，トイレなどは車いすを使用する． O：PTによるリハビリは平行棒と歩行器を使っての歩行を行っている． O：リハビリのゴールはシルバーカーを用いた歩行である． O：リハビリでの歩行時は早歩きで，歩幅が狭く，すり足．前傾姿勢で不安定な歩行状態である． O：PTによるリハビリは午前と午後の計2回約30分行っており，積極的に取り組んでいる．また，バイタルの変動はない． O：PTによる平行棒や歩行器を使っての歩行練習では「やっぱ，疲れる」と言うが，実施できる．	清拭時，具体的に行動を説明することで，横を向いたり，自分で清拭ができる．認知症もあり，何をすればいいのか分からず，動けないということもあるため，今後も，もてる力を見つけていけるように関わる必要がある． リハビリと排泄以外はベッド上で過ごしており，入院前の1日の生活と比べると，非常に不活発な状態である．入院前の生活リズムに戻すため，退院後の生活につながるような1日の過ごし方を考える必要がある．	→もてる力 　退院後は自宅で元のように暮らしたいと思っている． →看護上の課題 　介護保険の活用に向けて，MSWや介護支援専門員と連携を図ることが必要であるが，まだ調整は行われていない． <A氏と家族がどのような意向をもっているのか把握することが必要>この課題に対してはADLの状況が見定まってから立案することとする
O：リハビリ以外は車いすを使用する． O：早く良くなるためには，寝ていることが大切だと思っている． S：早く帰りたいから寝ます． O：排泄やリハビリ以外は，1日の多くをベッド上で過ごしている． S：病院ではやることがないから，寝るしかない．	1日の生活の中で，A氏の関心がある活動を取り入れ，楽しい時間を過ごすことができるよう個別レクリエーションや筋力向上のためのリハビリを検討する．	・食事摂取量にばらつきがあり，食べていても，途中でやめてしまうなど，認知機能の低下により食事をするという認識も不十分な状況である．食べようという意欲もあり，食事動作も行えるが，認知力の低下があるため，途中で食事を止めてしまうこともある．現在は一人で壁を向きながら，食事をしているが，食堂など，食事をする環境を変えることで，他者が食べる姿を見ることができれば，食事摂取がスムーズになるのではないかと考える．今までの生活習慣の情報を得て，食事摂取を促していく必要がある．
休息	O：胸部不快回避のためにベッドは常に10度ほど頭側を上げている． O：病院では夜眠れないと感じている． S：あんまり眠れない．家が一番いいね． O：夜間は1－2回ほど排尿のために，目が覚める． O：夜中でも座位にて過ごすこともある．不眠や呼吸困難感を尋ねても「大丈夫」と言う． O：昼間は，ベッド上臥床していることが多く，うとうととしている． S：畑仕事のために，早起きをしていた．お昼からは一休みして，また仕事	熟睡感は得られていない様子であり，昼間に休息をとっている．今後経過を観察する必要がある． 夜間不眠で座位にて過ごしているのか，あるいは呼吸困難感により座位姿勢をとっているのか，不明な部分もあるため，循環動態に気をつけ，夜間座位にて過ごしている時は，パルスオキシメータなどを用い客観的な判断も必要となる． 入院前の生活を視野に入れ，休息と活動のバランスを考えて，活動量を増やしていく必要がある．	→もてる力 　食事は自己摂取できる．声をかけることにより，再度食べることがある．促すことによって水分を摂ることができる． →看護上の課題 　適切な声かけがないと食事摂取

<table>
<tr><td rowspan="2">食事</td><td colspan="2">をしたよ．やることいっぱいあるから．
S：暇だから横になる．</td></tr>
</table>

食事	【入院前】 O：入院前から夕食は宅配サービス（普通食）を利用していた． O：夫と一緒に簡単な食事を作っていた． 【現在の状況】 <血液検査による栄養状態>	Harris-Benedict の式によると A 氏の必要カロリーは約1,096kcal である．A 氏の栄養状態は TP・Alb も正常範囲，BMI は18.32と正常範囲である．食事摂取量は，その時によってばらつきがあり，食事に対する興味も一定ではないが，1 日の中で考えれば約 6 〜 7 割は摂取できている．今後も食事摂取状況を観察していくことが必要である．	量が不十分となり，さらに，食物残渣が多く，咀嚼嚥下の状態に課題がある可能性がある． 　　　　　　　　　→　＃ 6 ・脳梗塞の後遺症などの原因により，咀嚼・嚥下機能の低下がある．スプーンで食べる時には 1 回に口に運ぶ量が多く，食べるスピードが速くなるときもある．そのため，食塊形成が不十分となり，嚥下機能の低下も相まって口腔内残渣が生じている．

<血液検査による栄養状態>

	TP	Alb	Hb
転棟当日	6.8	4.2	9.0
4 / 5	6.5	4.0	9.2
4 / 7	6.3	4.3	9.3

・体重40.4kg，身長148.5cm
・普通食，1,450kcal，たんぱく質40 g，脂質25％（エネルギー比），カルシウム500mg，塩分 6 g，水分制限1,000mℓ／日
<食事摂取量の推移>（10：全量）

	朝	昼	夜	水分
4 / 5	3/9	3/2	9/2	500mℓ
4 / 6	4/3	6/8	8/7	600mℓ
4 / 7	10/4	10/10	1/9	400mℓ

S：ここのご飯は何を食べても味がしない．美味しくないね．味が薄すぎる． O：端座位になり，壁に向かい食事をとる． O：箸やスプーンを用いて食事をするが，摂取できる量にはばらつきがある． O：箸を用いる時は，少量の食べこぼしがある． O：スプーンで食べる時には 1 回に口に運ぶ量が多い． O：突然，スプーンを使って速く食べることがある． O：食事に対して興味はあるが，促さないと箸ももたず，そのまま眺めている．促すことで食べ始める．また，食事の途中で食べることを止めてしまうこともある． O：残歯があり，上下部分義歯を装着して食事をする．義歯の装着は自分でできるが，装着することを忘れて食べ始めることもある． O：食後の口腔内の食物残渣が多い． S：喉が乾かないから，お茶はあんまり欲しくない．できるだけ飲まない方が病気が良くなる． O：食事時以外はお茶を飲む様子は見られない． S：水やお茶は飲まない方がいいと言われている．早く治る為にも飲まない方がいい．	Hb は，成人女性の正常値が12−16であることから低値ではある．口唇色もやや不良であり，末梢冷感も軽度ある．加齢に伴い造血機能が低下することや消化器系の機能低下などにより高齢者は鉄欠乏性貧血になりやすい．貧血は心不全の悪化の要因ともなるため，今後も自覚症状と検査データを把握することが必要である． 左手は不完全麻痺があり，細かな動作ができない．そのため，食事の摂食動作に支障が生じていると考える．また，途中で食事を止めてしまうこともあり，食べるという認識面に対して援助が必要である． 嚥下に関しても，既往歴に脳梗塞があることと，口腔ケアの際の含嗽では食物残渣が多く，咀嚼嚥下の状態に課題がある可能性もあると考えられる．そのため，咀嚼や嚥下に注意して観察する必要がある． 入院前は宅配弁当は普通食をとっていた．A 氏が自宅での塩分制限を指導し実施していくことは難しいと考えられるが，塩分制限のある宅配弁当に変えるなど，夫や長女には塩分制限の必要性を説明していく必要がある． 水分を制限しようとする意向と，口渇を感じておらず，食事以外は水分を摂取していない状況にある．加齢に伴い細胞内液の減少，水・電解質代謝に関わる身体機能の低下，渇中枢の低下などで，容易に脱水になりやすい．そのため医師の指示の1,000mℓという制限の中で水分摂取を促し，脱水の予防に努める必要がある．それを達成する前段階として，計画的に水分を摂取できる機会を設けることが必要である．	→もてる力 　促せば歯ブラシを用いて自分で磨け，含嗽ができる． →看護上の課題 　脳梗塞の後遺症による左不完全麻痺があり，口腔内残渣が多いため誤嚥の可能性がある． 　　　　　　　　　→　＃ 7 ・入院前から便秘があることと，入院という環境の変化によっても便秘になりやすいと考える．入院前は畑仕事など活動量も多かったが，入院後は活動量の低下があるため，活動量を増やすことで腸蠕動を促す効果もあると考える．日中トイレへ行くことや歩行器による歩行練習をすすめることなどによって，運動量増加が期待できる．また，水分・食事摂取を促すことや腹部マッサージを行うことによっても腸蠕動を促す効果が期待できる．現在は飲水量が少ないが医師の許可の範囲の中，増量させることも可能であると考える． ・利尿剤など内服薬には副作用として便秘や腹部膨満感があるため，便秘の原因のひとつとして考えられる． →もてる力 　便意がある．促すことで水分を摂取できる．支えがなくてもトイレでの座位保持は可能である． →看護上の課題 　下剤を用いているが，今後も便秘となる可能性が高く，自ら腹部症状を他者に知らせることは困難である． この問題は，＃ 4・5・6 を実施することで解決できると考える．

	日常生活行動の情報	アセスメント	統 合
排泄	【入院前】 O：排泄はほぼ自立していた. O：時々夜間に尿失禁があり, リハビリパンツを履いていた. 【現在の状況】 O：僧房弁閉鎖不全症, 僧房弁狭窄症 O：入院の原因となった心不全は改善したが, ニューヨーク心臓協会の心機能分類はⅡである. O：ラシックス（利尿剤）, カプトリル（ACE阻害薬, 降圧薬）にて内服治療中である. O：入院時は下肢に浮腫があったが, 地域包括ケア病棟転棟時は, 浮腫はない. <血液検査による腎機能> <table><tr><td></td><td>BUN</td><td>Cr</td><td>尿酸</td></tr><tr><td>4／4</td><td>30</td><td>1.6</td><td>5.1</td></tr><tr><td>4／5</td><td>28</td><td>1.5</td><td>5.3</td></tr><tr><td>4／7</td><td>25</td><td>1.5</td><td>5.2</td></tr></table> O：排尿は1日6〜7回（夜間は1〜2回） O：尿意や便意は感じているが, それをナースコールなどで他者へ知らせることは難しく, 柵を激しく揺らしてトイレへ行こうとする行動がみられる. 排泄はトイレで行うと認識している. O：看護師の促しにより, 車いすを用いて, 介助にてトイレで排泄を行う. O：ズボンのまま便座に座ることもあり, 排泄行動には見守りが必要. O：促すことにより, 排泄後自分でトイレットペーパーを用いて後始末ができる. O：尿意を確認し, トイレ誘導を行うが, トイレに着くとオムツ内に失禁していた. O：トイレ誘導時, ズボンを下げ, 紙オムツのテープを外している間に放尿がある. O：トイレで, 排泄が終わるとすぐに立ち上がり, 自分でズボンを上げようとする. S：下の世話までさせてしまって, 申し訳ない. 汚いことさせてごめんね. O：トイレ使用後は, 促せば手を自分で洗うことができる. O：3日間便がなかったため, 前夜にセンノサイド錠を用いた反応便は4/6にあった. 木の実のようなコロコロした固い塊の便が排出され, その後しばらくしてから腹部の強い痛みとともに, 境界がほぐれて, ふわふわと柔らかい	腎機能は, 成人女性の正常値がBUN5－23, Cr0.4－0.8, 尿酸3.0－5.5と比べ高値であり, 夜間も1－2回排尿があり, 僧房弁閉鎖不全症や狭窄症などに由来する心機能の低下や加齢による腎機能低下が影響していると考えられる. 夜間の排尿量の増加は心機能の悪化のサインとなるため, 循環動態とともに今後も排尿状態と検査データを把握していくことが必要である. 尿意や便意はあるものの, それを看護師に伝えるということが理解されていない. 尿意を確認しトイレ誘導を行っても, トイレまで間にあわず, オムツ内で失禁してしまったり, ズボンを下げている途中で失禁してしまうことが多々ある. そのため, A氏の排泄状況を把握し, トイレ誘導を行う必要がある. A氏は排泄ケアを受けることに差恥心や情けないという気持ちを抱いている. そのため, 時間的な間隔も考慮しながら, 頻繁にトイレを促すのではなく, リハビリや食事の前後で, 車いすに座っているときなど活動の機会を活かし, トイレを促していくように関わる必要がある. 陰部が尿や便で汚染されている状態が長く続くと, オムツかぶれの悪化を招く. できるだけ尿便失禁の回避ができるよう, 日中はトイレ誘導を行いトイレでの排泄ができるよう関わっていくことが必要である. 尿意の確認後, 素早くトイレ誘導を行うことや, 紙オムツからリハビリパンツへ変えることで, 機能性尿失禁を回避できる可能性がある. また, 今後在宅での生活を視野に入れると, トイレでの着脱のしやすいリハビリパンツを使用することが望ましいと考える. 入院前から便秘があり, 入院後は排便があるように下剤にてコントロールをしている. 日頃から水分量が少ないことも便秘の要因のひとつであると考えられる. 腸蠕動音は良好であるが, 水分摂取を促すことや腹部マッサージを行うなど, 腸蠕動運動を促進させる援助が必要である. 認知機能の低下により, 汚れたオムツやパッドを自分で外し, それを足元に固めておくこともある. これはA氏が不快であるという意思の表れでもあるため, 不快な状態にならないよう, 排泄後はすみやかに清潔を保つ必要がある.	・A氏は心不全が軽快しているが, 1日1,000mℓ以内という水分制限がある. A氏は水を摂取しない方が, 早くよくなると認識していることもあり, 水分を控えている. 現在水分摂取量は1日500mℓ前後であり, 1日の水分量摂取量が少なく, 便秘傾向でもある. 必要な水分量が確保できないと, 今後脱水になる危険性もある. →もてる力 　食事を食べ, お茶を飲むことができる. 食事摂取時はお茶を飲むことができる. 水分制限があることが理解できている. →看護上の課題 　水分摂取量が少ないため, 脱水・熱中症の危険性が生じる. 　　　　　→ #5 ・尿意があるため, 排尿のタイミングを把握することで, 機能性尿失禁を回避できると考える. 尿意を確認したら, 速やかにトイレ誘導を行い, 便座に座るまでは介助をすばやく行うことで, 陰部を清潔に保つことができると考える. →もてる力 　尿意がある. 声かけによって尿意があることを伝えられる. 介助があれば車いすでトイレに行くことができる. →看護上の課題 　A氏から尿意を訴えることはほとんどなく, 認知機能の低下と身体機能の低下及び左不完全麻痺があることから機能性尿失禁がある. 　　　　　→ #1 ・現在トイレにて排泄が可能であるが, オムツかぶれがあるため陰部洗浄を看護師が実施している. できるだけ失禁の機会を減らし, 陰部を清潔に保つことが必要である. また, A氏も夫も, 在宅での生活を望んでいる. 退院に向けて家族の介護力を加味しながらADLの拡大をめざしていくことが必要となる. できるだけA氏自身でできることを増やしていくための関わりが重要となる.

	お粥のような便があった．排便後腹部不快消失する． O：腸蠕動は良好である． O：下着はテープ型の紙オムツとパッド2枚を使用している． O：オムツかぶれには軟膏が処方されている． O：汚れたパッドやオムツを自己で脱ぎ，足元に固めてあることもある．		→もてる力 　清拭時，看護師が促すことで，手が届く範囲で，自分自身で拭くことができる． →看護上の課題 　日中うとうとと寝てしまうことが多く，生活が不活発な状態であることとオムツかぶれがあり，失禁・失便により新たな皮膚障害を生じる可能性がある． 　　　　　　　→　#2
身じたく	<皮膚の状態> O：皮膚はやや乾燥傾向がある． O：末梢冷感がある． O：陰部に広範囲に発赤があり，引っ掻き傷が複数みられる（オムツかぶれ）．痒みあり． <清拭> O：清拭は臥位で毎日行う． O：清拭時，促すことで横を向くことができる． O：清拭用タオルを渡し，拭けるところは拭いてくださいねと声をかけると顔，首回り，両上肢を自分自身で拭ける．看護師が脇の方も拭いてくださいねと声をかけると，両脇も拭くことができる．左上肢の動きはぎこちなさがあるがなんとか拭くことができている． O：清拭時は上半身を2枚の蒸しタオル，下半身を2枚の蒸しタオルで拭く． <陰部洗浄> O：陰部洗浄の石鹸はあらかじめ泡立っているものを使用し，陰部洗浄は介助にて看護師が毎日行う．陰部洗浄後は，軟膏の塗布を行う． S：こんなところ（陰部）までお世話になって．ごめんね． <口腔ケア> O：食後，歯ブラシを渡しても，そのまま置いてしまい，何をすればいいのか分からない状況となることもある． O：口腔ケアはベッド上で，声かけをすることで歯ブラシを用いて自分で磨く． O：義歯はA氏自身で外すことができる．上下義歯は介助で洗う．義歯をはめるときには上と下が分からなくなる． O：細かな説明を分かりやすくすると自分で上下の義歯をはめることができる． O：含嗽にて食物残渣が多い． <更衣> O：衣服は右側から脱ぎ，左側から着る． O：清拭時の更衣は全面的に看護師が実施する． O：更衣動作に協力が得られる時と得られない時がある．	皮膚の乾燥傾向があるが，加齢に伴う現象である可能性が高いと考える．観察を行い，必要に応じて保湿剤等の使用を検討することが必要である． 心機能が低下しているため，組織への血液運搬能力も不十分であることから，末梢の冷感がみられていると考える．冷感のみならず，末梢循環不全であるチアノーゼやしびれ感等も継続的に観察することが必要である． ベッド上で清潔ケアを実施しているが，声をかけることで，清拭は手が届く範囲を自分で拭くことができる．できるところは継続できるよう支援を行うことが必要である．細かい動作を具体的に伝えることで，A氏自身でできることが増えるのではないかと考える． 陰部はオムツかぶれもあり，痒みも伴っている．清潔の保持と陰部の観察のためにも，オムツかぶれが治癒するまで，今後も1日1回は陰部洗浄をベッド上で行うことが必要である．また，陰部洗浄後は，軟膏の塗布を行うことが必要である． 口腔ケアが適切に実施できないと，口腔内の乾燥や舌苔の付着などにより，味が感じにくくなり，食欲の低下にもつながる．また，A氏には残歯があるため，できるだけ今の状態を維持することが必要である．活動を促すためにも，口腔ケアは洗面所で行うようにする．洗面所であれば，鏡を見ながら磨き残しも分かり，義歯の洗浄もA氏自身で実施できると考える．また，洗面所で行うことにより，何をすればいいのか認識しやすくなると考える． 上肢の関節可動域に制限はなく，左手に力が入らないこともあるが，トイレではズボンとリハビリパンツを脱ぐことができている．そのため，着脱がしやすい座位で行えば，更衣ができるようになるのではないかと考える． A氏にとって分かりやすく伝えることで更	・認知機能やコミュニケーションに問題があるため，非言語的コミュニケーションを活用し，良好なコミュニケーションを図り，情報を得るよう心がけることが必要である．また，意思疎通を図るための方法を，関わりを通して今後も得ていく必要がある．短期記憶の保持が難しいため，その都度声をかけていくことが必要である →もてる力 　看護師が話しかけることで，答えることができる．ジェスチャーや実際の物品を提示することで伝えたい内容が理解できる． →看護上の課題 　日中何もすることがなく過ごしており，排泄やリハビリ以外は1日の多くはベッド上で過ごしている． 　　　　　　　→　#8

139

	日常生活行動の情報	アセスメント	統　合
	O：ズボンを履くときは，指示すると足をあげて通したり，臀部をあげることができる. O：トイレでは，自分でズボンやリハビリパンツの着脱ができる. O：汚れたオムツなどを自分で脱ぐことがある.	衣に関しても協力動作が増えると考える.	
コミュニケーション	O：アルツハイマー型認知症であり，中程度の認知症. 日常会話は成立し，こちらの意向を工夫して伝えることで（短い文，分かりやすい表現），意思疎通ができる. O：看護師が話しかけると答えるが，自分から話しかけることはない. O：右の耳の方から大きめの声でゆっくりと話しかけないと聞こえない. O：ナースコールを用いて看護師を呼ぶことはその場では理解ができても，それを保持し，実践することはない. O：「歯を磨きましょう」という言葉で理解できないこともあるため，ジェスチャーで伝えると頷き，理解を示す. S：家に帰りたいな. 犬も待っとる. でもすぐってわけにはいかん. O：帰宅願望を示すことが多い. O：荷物をまとめ帰ろうとする.	短期記憶の保持が難しいが，記憶を一時的にプールすることはでき，意思疎通には支障がない. 記憶の保持は困難であり，その時々に声をかけていくことが必要である. 言葉では伝わりにくいことも，ジェスチャーや実際の物品を提示することで伝わりやすくなるため非言語的コミュニケーションを活用する必要がある. 右の耳の方から大きめの声でゆっくりと話しかけないと聞こえないため，A氏に伝わったかどうか確認しながら話をする必要がある. 排泄のことなど，行動を通して，A氏は自分の意思を伝えているため，十分な観察と声かけを行い，A氏の意向を把握していく必要がある. 1日の中で何度も，自宅へ帰りたいという趣旨の内容を話しており，その都度その気持ちを受け止めることが必要である.	

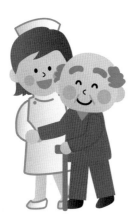

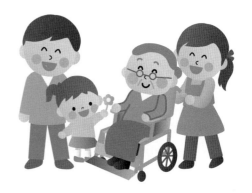

5．ケアプラン

退院までの目標
在宅での生活を視野に入れ，日中はトイレで排泄できるなど，生活全体の中で安全に留意しながらADLの拡大を図り，生活リズムを整える

短期目標	具体的ケア計画
#1 定期的に誘導することで，日中はトイレで排泄ができる	< OP > ① 1日の排尿時間と回数 ② 前回の排尿時間 ③ 尿・便失禁の状況（尿意・便意の有無） ④ 血液データ（BUN，Crなど） ⑤ バイタルサイン（KT，P，R，BP，SpO₂） ⑥ 全身状態（胸部不快感，動悸，呼吸状態，顔色良好，ふらつき，めまい，口唇色，末梢冷感，息切れなど）トイレ誘導前・中・後 ⑦ 水分・食事摂取量 ⑧ 陰部の状態（発赤，痒み，びらん，擦過傷など） ⑨ 自宅での排泄状況 < TP > ① 日中は原則，2時間おきに車いすにてトイレ誘導を行う（9：30，11：30，13：30，15：30，17：30）． ② リハビリや食堂への移動の際に尿意の有無を聞き，尿意があればトイレ誘導を行う． ③ 水分・食事摂取量の状況に合わせて誘導回数を調整する． ④ 本人から尿意を訴えた場合は，迅速にトイレ誘導を行う． ⑤ 排泄に関わる動作では，転倒に注意し，左側から介助する． ⑥ A氏が動き出す気配を察知して，その前に具体的な声をかける（「ここの手摺を持ってください」「そのまま立っていてください」）． ⑦ トイレでは，A氏に待たせる時間を少なく手早く準備をし，介助する． ⑧ トイレに間に合わず，失禁した場合でも自尊心が損なわれないよう，手早く新しいリハビリパンツへかえる． ⑨ 日中は紙オムツからリハビリパンツへかえる． ⑩ トイレ使用後，A氏に声をかけ手洗いをしてもらう． < EP > ① 尿意があれば，いつでも教えて欲しいことを話す． ② トイレで排泄できたことを共に喜ぶ．
#2 毎日陰部洗浄することで，オムツかぶれが軽減する	< OP > ① 陰部の皮膚の観察（発赤の有無，乾燥，掻痒感，汚れなど） ② パッドやリハビリパンツのあて方 ③ 陰部洗浄に対する思いと自宅でのケアの状況 ④ 薬物の内服状況（利尿剤・緩下剤など） < TP > ① 尿・便失禁があった場合は，直ちに陰部洗浄を行う． ② 陰部洗浄は仰臥位にてベッドの頭部は少し上げたまま毎日行う． ③ 陰部洗浄の際には石鹸成分が皮膚に残らないよう留意する． ④ 陰部のオムツかぶれの経過を見て，軟膏塗布の判断を行う．

	＜ EP ＞ ① リハビリパンツが濡れた感じがあったらすぐに知らせて欲しいことを話す． ② 陰部の掻痒感や違和感などがあれば看護師に伝えるよう話す．
#3 誘導することで次の動作に移ることができ，自力でベッドから車いすへ移動できる	＜ OP ＞ ① 覚醒状態と睡眠状態 ② 動くことに対する本人の意向（言動や表情から） ③ A氏の起き上がりの方法の確認 ④ A氏の車いすへの移乗方法の確認 ⑤ ベッドの高さ（移動時は40cm） ⑥ 靴がしっかり履けているか ⑦ 4点高柵の設置状況 ⑧ 病室やトイレなどの環境 ⑨ 声かけに対する反応 ⑩ 移乗の仕方（起き上がり方，いざり方，立ち上がり方，車いすへの移乗など） ⑪ 車いすの選択と点検 ⑫ 障害物など危険回避の状況 ⑬ 活動時の呼吸の乱れや表情 ⑭ 上肢と下肢の可動域や運動機能 ＜ TP ＞ ① バイタルサインに異常がないかどうか確認する． ② ゆっくりと話しかけ，伝わったかどうか確認をする． ③ 仰臥位から柵を用いて側臥位になる． ④ 側臥位から端座位になるときは，力を入れる場所を手で触れながら具体的に動きを伝える． ⑤ 端座位時は足底が床にぴったりと着くようにし，一呼吸おいてから次の動きを行う． ⑥ 端座位の姿勢で靴を履く． ⑦ 立ち上がる前に，2〜3回足踏みを行う． ⑧ 離床センサーのスイッチをオフにする． ⑨ 端座位から立ち上がる時は，床頭台（可動）ではなく，介助バーを持ち，体を押し上げるように立ち上がる． ⑩ 立位時などは転倒予防として，左側から見守る． ⑪ 車いすへの移乗時には，フットレストの上げ下げを忘れないよう声をかける． ⑫ 焦らせないように，一つひとつの動作はA氏のペースに合わせる． ⑬ 日中の4点柵の撤去が可能かどうか検討する． ⑭ A氏の意向を踏まえつつ，できるだけ端座位の姿勢で毎日清拭を行う．ただし，座位の安定を優先させる． ⑮ 上着の更衣はできるだけA氏自身にしてもらい，右手から脱ぎ，左手から着るよう，細かな動作一つひとつに声をかける． ⑯ 清拭時はタオルを渡し，手が届く範囲を拭くよう声をかける． ⑰ 足浴は，週に3回，病室で車いすに座り実施する． ⑱ 洗髪は，車いすを用い，週に2回洗髪台にて実施する． ＜ EP ＞ ① その都度，起き上がり方，立ち上がり方を話す． ② その都度，靴は滑りにくいものがよいことを話す（スリッパではなく靴がよ

	いことを話す）．
#4 歩行器を用いて，姿勢を正して，ゆっくりとした速度で，バランスを崩さないように歩ける	＜OP＞ ①　歩行器の選択と点検 ②　歩行姿勢や目線 ③　歩行時の足運びと速度 ④　障害物など危険回避の状況 ⑤　活動時の呼吸の乱れや表情 ⑥　自宅での動線とその距離 ＜TP＞ ①　歩行器での歩行時は，適時，前傾姿勢にならないように，ゆっくりとした速度で，バランスを崩さないように「1・2」とリズムがとれるように声をかける． ②　上着はMサイズとし，ズボンは裾が短いSサイズとする（あるいは裾を折り曲げる）． ③　すり足にならないように，つま先が上がっていない時は，看護師が見本を見せ，つま先をしっかりと上げて歩くように話す． ④　左側に傾きやすいので歩行時の介助は左側から行う． ⑤　看護師が行うベッド上のリハビリを1日1回午前中に行う． 　　＜足関節内反と外反，足全体の上下運動，膝関節の伸展，足の屈曲と伸展を左右各20回＞ ＜EP＞ ①　その都度，歩き方について話す． ②　歩行やリハビリが終わった時に，その日できたことを一緒に振り返り，離床やリハビリに対する自信をもってもらえるよう話す． ③　その都度，ズボンの裾が長いものを避けるよう話す．
#5 1日の中で計画的に水分を1,000mℓを目指し摂取できる	＜OP＞ ①　1日の水分摂取量と尿回数 ②　排便状態（回数と性状，排便困難感） ③　尿の状態（回数） ④　飲み物の嗜好 ＜TP＞ ①　3回の食事の際には約200mℓを飲む（計600mℓ）． ②　清潔ケアの後には水分摂取をすすめる． ③　リハビリ後には水分摂取をすすめる． ④　病室から出ていく時と，戻った時に水分摂取をすすめる． ⑤　必要に応じて，お茶以外の飲み物を用意する． ⑥　下剤服用時は水分をコップ1～2杯ほど飲むよう促す． ＜EP＞ ①　1日1,000mℓの水分制限の中での水分摂取の必要性を話す． ②　下剤を内服する場合は，水分を多く摂取しないと，便が硬いまま排泄され，それが排便困難感を招くことを話す． ③　水分を摂取できたことをねぎらう．
#6 食堂で椅子に座って，食事を	＜OP＞ ①　精神状態（ソワソワしていないかなど） ②　食欲，飲食の速さ，食事摂取量，栄養状態（血液データ：TP アルブミンなど）

143

自己摂取できる	③　A氏の嗜好
	④　飲食時の姿勢（飲み込む時に上を向くなど）
	⑤　A氏の摂食・嚥下状態と食事動作（箸やスプーンの使い方）
	⑥　座位の姿勢
	⑦　食堂の環境
	⑧　食事中注意散漫を招くものや人など
	⑨　食堂にいる他者の様子
	＜TP＞
	①　食事に関心をもってもらえるよう食事前には食事の献立の話をする.
	②　食事の前にトイレを済ませ，その後車いすで食堂まで行く.
	③　食堂の椅子に座り，足関節，膝関節，股関節ともに90度となるような座位姿勢とする（車いすで食事を摂取する場合は，フットレストから足を外し，足底を床につける）.
	④　配膳し，エプロンをつけ，スプーンと箸を用意する.
	⑤　食事の前にはお茶を飲むことを促し，口腔内を湿らせる.
	⑥　食事の運び方（1回の食事量，食べこぼし，咀嚼の様子）を観察し，必要に応じて声をかける.
	⑦　食事中は見守りを行い，A氏の食事を食べる手が止まったら，食事を食べるように促す.
	⑧　A氏が食事に集中できるように，様子をみながら食事に関する話題を話す.
	＜EP＞
	①　食事が摂取できたことに対し，ねぎらいの言葉をかける.
#7 毎食後車いすで洗面所に行き歯磨きをすることができる	＜OP＞
	①　口腔内の状態（歯，舌，歯肉など）
	②　嚥下後の口腔内の残渣
	③　義歯の状況
	④　食後の疲労感
	⑤　腹部症状
	＜TP＞
	①　食後のA氏の疲労や腹部症状などを観察し，問題がないときは車いすで洗面所へ行く.
	②　鏡を見ながら，A氏に義歯を外し，歯磨きをしてもらう.
	③　歯磨きが不十分である場合は声かけし，必要に応じて介助する.
	④　含嗽は食物残渣がなくなるまで繰り返し行う.
	⑤　義歯の装着の際には，上下が分かりやすいよう手渡し，具体的な動作ができるように声をかける.
	＜EP＞
	①　口腔ケアができたことに対し，ねぎらいの言葉をかける.
#8 楽しみながら塗り絵や折り紙などの活動の機会をもてる	＜OP＞
	①　落ち着かない行動（ベッドの上においてあるものを集め，荷物をまとめて帰ろうとする行動など）
	②　日中の過ごし方
	③　他者との関わり
	④　家族との関わり
	⑤　A氏が興味関心をもつこと

⑥　手指の動き

＜ TP ＞

①　関わる時には A 氏に分かりやすく話をし，無理強いしない．

②　A 氏の帰りたいという気持ちを受け止める．

③　A 氏の好きな動物の塗り絵や折り紙を食堂で行う．

④　車いすによる散歩を提案し気分転換を図る．

⑤　コミュニケーションの機会を多くもつ．

⑥　洗面所で鏡を見ながら櫛で髪を整えてもらうなど，一緒に身だしなみを整える機会を設ける．

＜ EP ＞

①　A 氏と一緒に楽しむという気持ちをもって関わり，嬉しい気持ちを A 氏に言葉や態度で伝える．

②　作成した塗り絵や折り紙をベッドサイドに飾り，ねぎらいの言葉をかける．

OP（観察項目）（Observation Plan）

TP（ケア計画）（Treatment Plan）

EP（教育計画）（Education pLan）

第2節　シームレスケアの実践

1．転棟時の初期アセスメントの実際（第1段階）

1）A氏のスクリーニング

　転棟時，A氏のスクリーニングを行うと以下のようになる。退院時予測される医療処置はないが，今後も内服治療は必要になる。高齢者本人も家族も自宅での生活を希望しているが，子ども達はそれぞれの家庭や仕事もあり，介護を直接的に行うことは難しい現状であり，長女は排泄に関する不安があることを示している。A氏は介助があればトイレで排泄ができるため，そのもてる力を活かしていくことが，介護負担の軽減にもなる。

表4－1　A氏のスクリーニング

氏名　　　A氏	男 ⊛女	86歳	介護度	要支援・要介護（ ）・(無)
入院（転棟）となった日 　　○年　4月　5日				

入院（転棟）となった日 　　○年　4月　5日	治療計画 利尿剤を中心に心不全の治療を行い改善できれば，ADLの向上のために地域包括ケア病棟でリハビリを行い退院予定。リハビリのゴールはシルバーカーを用いた歩行である。

入院となった主疾患：
僧房弁閉鎖不全症，僧房弁狭窄症による心不全

既往歴：
60歳：高血圧
68歳：脳梗塞（左半身にやや麻痺がある），僧房弁閉鎖不全症，僧房弁狭窄症
70歳：心不全
84歳：アルツハイマー型認知症

退院時予測される医療処置：

1．自己注射（インスリン注射など）	2．透析（血液透析や腹膜還流など）
3．中心静脈栄養	4．自己導尿や膀胱留置
5．酸素吸入療法や人工呼吸器療法	6．経管栄養（胃ろうや腸ろうなど）
7．気管切開の処置	8．痰吸引
9．ストーマ（人工肛門や人工膀胱など）	10．褥瘡などの処置
11．その他（　　　　　　　　　　　　　　　　　　　　　　　　　　　　）	

本人の退院先に対する思い：
[自宅]・他の病院・療養型病床・介護老人保健施設・介護医療院・特別養護老人ホーム・有料老人ホーム
その他（　　　　　　　　　）

家族の退院先に対する思い：
[自宅]・他の病院・療養型病床・介護老人保健施設・特別養護老人ホーム・有料老人ホーム
その他（　　　　　　　　　）

入院前の住まい
[自宅]・他の病院・療養型病床・介護老人保健施設・特別養護老人ホーム・有料老人ホーム
その他（　　　　　　　　　）

家族構成：	家族の介護力
独居・高齢者世帯・3世代世帯 その他（　　　　　　　　）	良好・まあまあ良好・普通・やや不良・不良 夫も高齢であり，2人の子どもも介護を行うことは難しい状況

認知機能　　　診断有　　　　診断無

認知症高齢者の日常生活自立度判定基準：Ⅰ・Ⅱa・Ⅱb・Ⅲa・Ⅲb・Ⅳ・M

HDS-R（改訂長谷川式簡易知能評価スケール）：　　10点

BPSD（Behavioral and Psychological Symptoms of Dementia）に関すること：

認知機能の低下により，汚れたオムツやパッドを自分で外し，それを足元に固めてあることもある（不潔行為）。
短期記憶の保持が難しいが，記憶を一時的にプールすることはでき，意思疎通には支障がない。記憶の保持は困難である。

ADL と IADL

日常生活自立度（寝たきり度）：　J1・J2・A1・A2・B1・B2・C1・C2

ADL-20の評価項目と判定基準

1　基本的ADL――起居移動（BADLm）	①（ベッド上）寝返り	3
	②床からの立ち上がり・腰下ろし	3
	③室内歩行（10mを目安とする）	3
	④階段昇降（1階分を目安とする）	2
	⑤戸外歩行	1
2　基本的ADL――身のまわり動作（BADLs）	⑥食事	3
	⑦更衣	3
	⑧トイレ	1
	⑨入浴	1
	⑩整容	1
	⑪口腔衛生	1
3　手段的ADL（IADL）	⑫食事の準備	0
	⑬熱源の取り扱い	0
	⑭財産管理	0
	⑮電話	1
	⑯自分の薬の管理	1
	⑰買い物	1
	⑱外出	1
4　コミュニケーションADL（CADL）	⑲意思の伝達	3
	⑳情報の理解	2

注釈：日常生活動作・活動に関する判断基準
1）実用的時間内にできるか，できないかの判定を原則とする
2）本人，同居家族あるいは介護者より面接聴取し，内容的には日常観察に基づき判定し，直接テストを施行しなくとも良い
3）ADL能力判定基準の原則
　3：完全自立，補助具不要
　2：補助具（杖，手すり，自助具）を利用して自立，監視不要
　1：他者の監視下，または部分的介助を必要とする
　0：他者の全面介助による

特記事項

夫は，これまで通り2人で暮らしたいと思っている。A氏も退院後は自宅で元のように暮らしたいと思っている。介護認定調査を終了し，現在介護認定申請中である。退院後は介護サービスを利用する予定であるが，家屋の構造などは不明であり，具体的なサービスは調整をしていない。また，介護保険制度に対する理解は不明である。長女は，母親がトイレへ行けなくなっており，父も高齢であるため，自宅で生活できるのか不安に思っている。

2）入院前・現在・退院後の時間軸をもった情報収集

　A氏の情報を得る際に，入院前の生活状況を知ることが重要であり，入院中の ADL などの状況を鑑みながら，退院後に想定できる生活状況を導き出すことが重要である。A氏も同居している夫も，退院後は自宅での生活を望んでいるが，長女は排泄に対する不安をもっている。立場が変わることによって，思いも不安も異なるため，高齢者を中心として主介護者やキーパーソンなどから幅広く情報を得るように努める。

3）退院支援

　入院している病棟はユニバーサルデザインになっており，段差もなく，広いスペースで移動しやすいが，それぞれの居宅では異なる家屋の構造がある。そのため，それぞれの居宅の情報を得ながら，実際に退院時の生活機能を想定していくことが必要である。高齢者や家族からの情報収集では不十分な場合も多く，理学療法士や退院支援看護師などが実際に自宅へ赴いて情報を得ることも多い。高齢者や家族が自宅での生活を望んでいても，家屋の構造によっては，その場所へ転帰することによって，著しく生活機能を低下させてしまうことにつながることもある。そのためにも，できるだけ早い段階で家屋の構造に対する情報収集が必要になる。以下は，A氏の自宅の見取り図である。外出する際，廊下から玄関までは30cmほどの段差があり，ここには手すりを設置すると良いだろう。また，各部屋と廊下の段差があり，ここには設置型のスロープを利用すると良いなどの，具体的な福祉用具や住宅改修を提案できる情報となる。

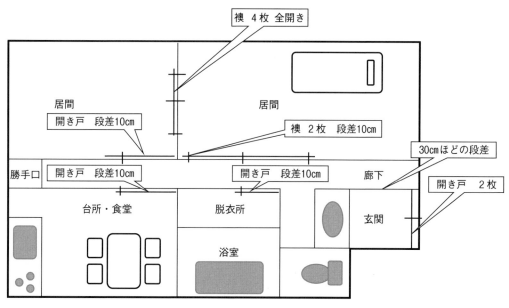

図4－1　A氏の自宅の見取り図

２．退院に関わる課題の明確化と目標の共有化の実際（第2段階）

　自宅での様子の情報を得ながら，実現可能なレベルでＡ氏の生活機能の向上をめざし，入院中から退院へ向けて生活リハビリを強化していき，在宅生活への円滑な移行を行うという退院の方向性が定まったため，退院支援計画を立案すると，表4-2となった。

表4-2　Ａ氏の退院支援計画

氏名　　　　Ａ氏	男 ⓦ　86歳	介護者 ⓨ（　　夫88歳　　）・無

入院となった主疾患と療養に影響を及ぼす既往歴：
僧房弁閉鎖不全症，僧房弁狭窄症による心不全，アルツハイマー型認知症

退院による問題点や課題
□退院先（高齢者と家族の意見の相違・理由　　　　　　　　　　　　　　　　　　　　　）
■介護のこと　　　□病状の不安　　　□医療処置　　　□経済面　　　□家族
□その他（　　　　　　　　　　　　　　　　　　　　　　　　　　　　　　　　　　　　）

高齢者が希望する退院先
■自宅（　　　　　　　　　　　　　　　　　　　　　　　　　　　　　　　　　　　　　）
□転院（　　　　　　　　　　　　　　　　　）　□特別養護老人ホーム　　　□介護老人保健施設
□有料老人ホーム　　　□グループホーム　　　□ショートステイ（生活・療養）
□その他（　　　　　　　　　　　　　　　　　　　　　　　　　　　　　　　　　　　　）

家族が希望する退院先
■自宅（　　　　　　　　　　　　　　　　　　　　　　　　　　　　　　　　　　　　　）
□転院（　　　　　　　　　　　　　　　　　）　□特別養護老人ホーム　　　□介護老人保健施設
□有料老人ホーム　　　□グループホーム　　　□ショートステイ（生活・療養）
□その他（　　　　　　　　　　　　　　　　　　　　　　　　　　　　　　　　　　　　）

医療の状況			
	入院前の状況	**現在の状況**	**退院後に目指す状況**
内服管理	□本人 ■家族 □他	□本人 □家族 ■他	受診は長女または介護タクシーを用いて夫と通う
食事療法	□本人 ■家族 □他	□本人 □家族 ■他	内服は夫・訪問介護・デイサービス職員が援助
経管栄養	□本人 □家族 □他	□本人 □家族 □他	塩分制限がある治療食とする（デイサービスと配食）
痰吸引	□本人 □家族 □他	□本人 □家族 □他	
その他（　　　）	□本人 □家族 □他	□本人 □家族 □他	

生活状況			
	入院前の状況	**現在の状況**	**退院後に目指す状況**
認知 **意思の伝達**	■問題なし □やや困難　□困難	□問題なし ■やや困難　□困難	見守りや声かけによって，Ａ氏が穏やかに生活できるように，夫だけでなく，他の社会資源も活用していく
情報の理解	□問題なし ■やや困難　□困難	□問題なし ■やや困難　□困難	Ａ氏に理解しやすい言葉や言い方を多職種間で共有する
精神状態	□幻聴・幻覚 □妄想 ■昼夜逆転	□幻聴・幻覚 ■妄想 □昼夜逆転	日中の活動量を入院中から増やし，夜間の良眠につなげられるように，生活リズムを整える
BPSD	□易怒・興奮 □拒薬・拒食・拒否 □暴力（行動的攻撃） ■不潔行為	□易怒・興奮 ■拒薬・拒食・拒否 □暴力（行動的攻撃） □不潔行為	

その他			
食事 買い物・調理	□可能　□不可 ■介助（　　　　　　　）	□可能　■不可 □介助（　　　　　　　）	他者と一緒であれば，買い物や調理もできるため，今後も家族や訪問介護を利用して，家事ができるように，A 氏ができることを入院中から増やしていく
配膳・下膳・片付け	□可能　□不可 ■介助（　　　　　　　）	□可能　■不可 □介助（　　　　　　　）	
食事摂取	■自立　□見守り □一部介助　□全介助	□自立　■見守り □一部介助　□全介助	
排泄 排泄場所	■トイレ □ポータブルトイレ □ベッド上	■トイレ □ポータブルトイレ □ベッド上	機能的尿失禁があるが，排泄行為は声かけにより自分でできるため，日中はトイレでの排泄行為の自立をめざして援助していく。失禁もあるが，トイレ誘導を行うことで回避できるため，入院中に排泄パターンを把握し，退院後に役立てる
排泄用具	□なし　■パッド ■オムツ（　　　　　　） □尿器　□カテーテル □自動排泄処理機	□なし　■パッド ■オムツ（　　　　　　） □尿器　□カテーテル □自動排泄処理機	
排泄行為	■自立　□見守り □一部介助　□全介助	□自立　■見守り □一部介助　□全介助	
清潔 入浴場所	■自宅 □施設（　　　　　　　）	□自宅 □施設（　　　　　　　）	入院前より身体機能が低下しているため，退院後はデイサービスにて入浴を行う。口腔内残渣が多いため，口腔ケアを入院中から行い，退院後も継続できるよう多職種で関わる 入院中は折り紙などで手指を動かす機会を取り入れ，退院後は簡単な調理や掃除を家族や訪問介護などと一緒に行えるようにする
入浴行為	■自立　□見守り □一部介助　□全介助	□自立　□見守り □一部介助　□全介助	
口腔ケア	■自立　□見守り □一部介助　□全介助	□自立　■見守り □一部介助　□全介助	
更衣行為	■自立　□見守り □一部介助　□全介助	□自立　□見守り □一部介助　□全介助	
掃除	□自立　□見守り ■一部介助　□全介助	□自立　□見守り □一部介助　□全介助	
洗濯	□自立　□見守り ■一部介助　□全介助	□自立　□見守り □一部介助　□全介助	
移動 起き上がり	■自立　□見守り □一部介助　□全介助	■自立　□見守り □一部介助　□全介助	現在，歩行器を用いて歩いているが，リハビリのゴールはシルバーカーを用いた歩行である。また，入院前から不安定な歩き方であったため，姿勢を正して，ゆっくりとした速度でバランスを崩さずに歩く練習を退院後も続けていく
立ち上がり	■自立　□見守り □一部介助　□全介助	■自立　□見守り □一部介助　□全介助	
移乗方法	■独歩　□杖歩行 □伝い歩き　□歩行器 □車いす　□そのほか	□独歩　□杖歩行 □伝い歩き　■歩行器 □車いす　□そのほか	
移乗行為	■自立　□見守り □一部介助　□全介助	□自立　■見守り □一部介助　□全介助	

経済状況			
	入院前の状況	**現在の状況**	**退院後に目指す状況**
経済的問題	■問題なし □やや困難　□困難	■問題なし □やや困難　□困難	入院前も有料の配食サービスを利用しており，サービス利用に関する経済的な問題はない 退院後直ぐに介護サービスを利用できるように，退院調整を行うが，退院日により，要介護認定前の
生活保護	□あり　■なし	□あり　■なし	
介護認定	□あり（支援 1・2 介護 1・2・3・4・5） □申請中 ■なし	□あり（支援 1・2 介護 1・2・3・4・5） ■申請中 □なし	

障害者手帳	□肢体（　　　級） □養育（　　　級） □精神（　　　級） ■なし	□肢体（　　　級） □養育（　　　級） □精神（　　　級） ■なし	期間でも，払い戻しの形で介護保険サービスを受けることができるため，その利用検討をしていく

退院後の社会資源（自宅の場合）
■訪問介護　■訪問看護　□訪問入浴　□訪問リハビリ　■デイサービス　□デイケア
□療養通所介護　□認知症対応型通所介護
■福祉用具貸与（車いす・車いす附属品・特殊寝台・特殊寝台附属品・玄関の簡易手すり・設置型のスロープ・認知症老人徘徊感知機器）　■特定福祉用具販売（腰掛便座）　■住宅改修（廊下の手すり）

備考
できるだけ自宅のトイレで排泄ができるように，入院中から自立に向けた援助を行う
A氏のもてる力を活かして，生活機能全体を向上できるように援助を行う

　退院支援計画を立案した後に，カンファレンスを開催する。カンファレンスを開催する時は高齢者本人と家族に関わる地域の専門職の出席ができる日で調整を行う。カンファレンスでは具体的なレベルでの調整が行われる。

3．アセスメントの視点

　多職種のカンファレンスによって，A氏の在宅療養における課題やその具体的な対策を明確化していくことが必要である。以下はA氏のカンファレンスで導き出された在宅療養の方向性である。これらに基づいて介護保険制度を利用するA氏の場合は病棟看護師（プライマリーナース）・退院支援看護師・担当の介護支援専門員らが協働して在宅へのシームレスケアを実践していく。

4．優先度の考え方

　エビデンス（evidence）に基づく高齢者ケアを実践するためにさまざまな情報から優先度を考え，優先度の高い生活課題（問題）のケアを中心に提供する。高齢者ケアの場面における優先度の考え方はさまざまであるが，一般的には，マズローの基本的欲求の階層などを参考に考えることが多い。

表4−3　A氏のカンファレンスで導き出された在宅療養の方向性

	本人・家族の希望や不安	
希望や不安	本人：退院後は自宅で元のように暮らしたいと思っている。	
	夫：これまで通り2人で暮らしたいと思っている。	
	長女：母親がトイレへ行けなくなっており，父も高齢であるため，自宅で生活できるのか不安に思っている。今食事は配食サービスでなんとかなると思っているが，排泄のことが一番心配である。今後は介護サービスを利用していきたいと思っている。	

退院後の療養生活に関わる注意点・確認事項・課題
食事：朝は夫，昼は訪問介護あるいはデイサービス，夕食は配食サービス（夫・訪問介護・デイサービス・配食サービス） 　　　摂食行為は自立できているが，声かけや見守りは必要（夫・訪問介護・デイサービス） 　　　食事の用意もできるだけA氏も参加できるようにする（訪問介護・デイサービス）
排泄：リハビリパンツとパッド使用（購入は長女） 　　　日中はトイレ誘導（夫・訪問看護・訪問介護・デイサービス） 　　　夜間はポータブルトイレ（介助は夫，片付けは訪問看護・訪問介護） 　　　　＊夜間の排泄援助が難しい場合は自動排泄処理機を夜間だけ使用することを提案
清潔：入浴（洗髪）は週に２回のデイサービスで行う（普通浴） 　　　月に１回デイサービスの美容院にて整容 　　　口腔ケアを毎食後促す（夫・訪問看護・訪問介護・デイサービス） 　　　洗濯は夫と一緒に行う（介護保険制度外のサービス利用） 　　　掃除は夫と一緒に行う（介護保険制度外のサービス利用）
服薬：内服の促しと確認（夫・訪問看護・訪問介護・デイサービス）
住居環境：退院前に介護保険制度により廊下の手すりを設置する
福祉用具等利用：退院日には車いす・車いす附属品・特殊寝台・特殊寝台附属品・玄関の簡易手すり・認知症老人徘徊感知機器を用意する。特定福祉用具販売としては和式便座に腰掛便座を取り付ける
移動・動作：シルバーカーを用いた歩行が不安定な場合は歩行器を使用する。デイケアでは歩行介助をする
医療処置と急変時の対応：冷蔵庫保管医療情報キットの設置，多職種間で高齢者情報の共有
外来受診（受診先と頻度）：A医院に月に１回長女が付き添う（訪問介護の利用も可）
家族・介護者：家族の連絡先（連絡の優先度，複数の連絡先の確保）

曜日	スケジュール	
月	デイサービス９：００〜16：００	夕食配食サービス
火	訪問介護11：００〜12：００	夕食配食サービス
水	訪問介護10：００〜11：００（外出支援）	夕食配食サービス
木	デイサービス９：００〜16：００	夕食配食サービス
金	訪問看護15：００〜16：００	夕食配食サービス
土	訪問介護11：００〜12：００	夕食配食サービス
日	訪問介護10：００〜11：００	夕食配食サービス

＊月に１回A医院通院，長女が付き添えない場合は介護タクシー利用
＊月に１回デイサービスの美容院にて整容

　病院から地域へ退院する場合（施設への転帰の場合も含む）は，地域への情報提供が重要となる。A氏の場合は，認知症が生活全体に影響を及ぼしており，認知症に特化した情報提供が重要となる。

表4－4　A氏の地域への情報提供シート（看護サマリーシート）

退院時に必要な情報

1．氏名　　A氏　　　　　　　　男・⑨　　　　　　生年月日　○年○月○日（年齢86）	

2．住所（現住所と訪問先が異なる場合，明記する）　　　　連絡先　○○－○○－○○

3．病名　　アルツハイマー型認知症，僧房弁閉鎖不全症，僧房弁狭窄症，心不全
　　既往症　高血圧，脳梗塞

4．今回の入院に至った病状と入院における病状経過（治療経過）
　　○年の3月の中頃から，時々夜間咳嗽や呼吸困難感が出現するようになり，不眠傾向にあった。改善が見られず，足のむくみも出現するようになり，3月15日に長女夫婦に連れられ，循環器内科を受診し，心不全を指摘され治療目的のため入院となり，生活機能の低下のため地域包括ケア病棟にてリハビリ後，在宅療養となる

5．今後の方針（医師からの説明内容，告知の有無含む）
　　1か月に1回受診し，認知症と心疾患に対する内服療法を続けていく

6．医師の説明に対する受けとめや病気の理解
　　本人：病気だから薬を飲まないといけない　　　　家族：進行せずに今の状態が続いて欲しい

7．希望する最期の場所
　　本人：自宅　　　　　　　　　　　　　　　　家族：夫；自宅，長女；病院あるいは施設

8．入院前の状況と変化した点
　　入院前　日常生活自立度（寝たきり度）　　J2　　現在　　B2
　　入院前　認知症高齢者の日常生活自立度　　Ⅱb　　現在　　Ⅳ

9．継続する課題
　（1）身体機能障害（難聴があり特に左の耳は聞こえにくい）
　（2）認知障害（簡単な受け答えはできる。簡単な意思の疎通はできるが，記憶の保持はできない）
　（3）感染症，アレルギー，禁忌（なし）
　（4）栄養状態は良好，食後の口腔内の食物残渣が多い。水分制限1,000mℓ／日。上下部分義歯使用
　（5）皮膚はやや乾燥傾向にあり，陰部に広範囲な発赤がみられオムツかぶれがある
　（6）尿意や便意があるが排泄動作につながらないことがある。薬剤による排便コントロール

10．家庭環境
　（1）介護状況：88歳の夫が主介護者，キーパーソンは長女（常勤で働いている）
　（2）家屋環境：戸建であり，居室・トイレ・食堂はすべて1階にある

11．ADL・IADL及びセルフケア能力：
　（1）ADL：
　　　　食事は，伝い歩きで食堂の椅子へ座り，配膳された食事を箸やスプーンを用いて自力で食べることができる。途中で食べることを止めてしまったり，早食いになってしまうこともあり，見守りや声かけが必要
　　　　排泄は，誘導すればトイレでできる。間に合わず失禁もあるため，リハビリパンツとパッドは必要である。夜間はシーツへの汚染を考え，紙オムツとパッドを使用する。夜間はポータブルトイレをベッドサイドに設置し使用する
　　　　保清は，入浴は週に2回のデイサービスで行う。口腔ケアは毎食後促し行う
　　　　移乗は，自身で寝返り，座位，立位はできるが，歩行は不安定であり，自宅内では手すりを用いたり，伝い歩きで移動を行う。外出の際は短距離の場合はシルバーカーを用い，遠距離の場合は車いすを使用する
　（2）IADL：
　　　　家事は，夫などと一緒に行うことで，一部できるため，訪問介護やデイサービスなどではA氏のもてる力を活かせるように支援する
　　　　意欲は，高いときと低いときがあるため，無理強いせずに，様子を見ながら関わる
　　　　金銭管理はできないため，夫に依頼する。夫が難しい場合は長女に依頼する

（3）内服の管理能力

A氏自身で内服管理をすることはできないため，週に1回利用する訪問看護の際に，A氏と一緒に薬配箱の中に薬を配分する（朝と夕での内服）。夫へ薬を飲むことを促すように依頼し，飲んでいるかどうかを，訪問看護・訪問介護・デイサービスの迎えの際に確認する。朝の薬が飲めていない場合は，飲むよう促し，内服の確認を行う。特に朝の薬は1日1回内服が必要な心疾患と認知症に関わる薬剤であるため，飲み忘れがないように多職種で連携していく

（4）リハビリの状況と目標や考慮すべきこと（杖や補装具の使用など）

在宅療養の継続のためには，生活機能が低下しないように，日々の生活リハビリが重要であるため，訪問看護・訪問介護・デイサービスの際には，リハビリを意識した要素を盛り込む。また，週に1度は買い物などの外出支援を行う。外出の際は短距離の場合はシルバーカーを用い，遠距離の場合は車いすを使用する

（5）介護者による介護方法の達成状況

夫は88歳と高齢であり，長女は常勤で働いているため，以下の介護を依頼し，不足する場合は更なる社会資源の活用を行う

夫：朝と昼の食事の用意，トイレ誘導，服薬管理，見守りや声かけ（歯を磨くことを促すなど）

長女：各種介護サービスの利用契約，A氏の受診時の付き添い，買い物など

12．継続する医療及び医療処置

（1）内服治療（主に認知症と心疾患）

（2）誰が医療管理を行うのか（誰に指導したか）

夫が中心となるが，訪問看護・訪問介護・デイサービスでも内服確認を行う

（3）今後の医療管理を担う所はどこか

・かかりつけ医のA医院（tel・・・・）

13．今後の医療的サポートについて

・かかりつけ医に依頼する

・病状急変時の受け入れ病院は，B総合病院（冷蔵庫保管医療情報キットにも記載）

14．その他利用する必要性のあるサポート（介護保険以外）

配食サービス（有料），ハウスクリーニング（有料），など

15．保険，公費情報

介護保険制度利用予定

　情報を多職種と共有することで，同じ方向性をもったシームレスケアの実践につながる。実際は，入院中に想定できない課題が明らかになることも多い。そのため，行った支援が良かったかどうかのアウトカムを測定し，必要な介護サービスに過不足がないかどうかをモニタリングしていくことが必要である。介護保険制度では介護支援専門員が1か月に1度アウトカムを測定するが，ここでは病院看護職が行うA氏のモニタリングの結果を表4-5に示す。

表4－5　A氏のモニタリング

氏名　　　A氏	男　⊛女	86歳	介護者	⊛有（	夫88歳　　　）・無

医療の状況			
	退院時の状況	○　年　○　月　○　日 （1か月後）	年　　　月　　　日 （3か月後）
内服管理	□本人　□家族　■他	□本人　□家族　■他 夕の内服薬の飲み忘れが多いため，1日1回朝のみの内服へ変更とし，介護サービス利用時に内服確認することへ変更	□本人　□家族　□他
食事療法	□本人　□家族　■他	□本人　□家族　■他 配食サービスとデイサービスの食事は塩分制限	□本人　□家族　□他
経管栄養	□本人　□家族　□他	□本人　□家族　□他	□本人　□家族　□他
痰吸引	□本人　□家族　□他	□本人　□家族　□他	□本人　□家族　□他
その他 （　　　　）	□本人　□家族　□他	□本人　□家族　□他	□本人　□家族　□他

生活状況			
	退院時の状況	○　年　○　月　○　日 （1か月後）	年　　　月　　　日 （3か月後）
認知 <u>意思の伝達</u>	□問題なし ■やや困難　□困難	□問題なし ■やや困難　□困難 伝えたことも直ぐに忘れるため，必要なことは部屋の中に掲示する	□問題なし □やや困難　□困難
<u>情報の理解</u>	□問題なし ■やや困難　□困難	□問題なし □やや困難　■困難 「分かった」と言っても，理解していないため，危険な行動にならないように見守る	□問題なし □やや困難　□困難
<u>精神状態</u>	■幻聴・幻覚 ■妄想 ■昼夜逆転	□幻聴・幻覚 □妄想 □昼夜逆転	□幻聴・幻覚 □妄想 □昼夜逆転
<u>BPSD</u>	□易怒・興奮 ■拒薬・拒食・拒否 □暴力（行動的攻撃） ■不潔行為	■易怒・興奮 気分転換として，A氏の好きな動物の話などをすることで，興奮が収まることが多い ■拒薬・拒食・拒否 無理強いせず，時間をおいて再度すすめる □暴力（行動的攻撃） ■不潔行為 排泄物で衣類まで汚染してしまうこともあるため，気をつける。排泄物で汚れた衣類がないか訪	□易怒・興奮 □拒薬・拒食・拒否 □暴力（行動的攻撃） □不潔行為

		問時には確認	
その他			
食事 買い物・調理	□可能　■不可 □介助（　　　　　　）	□可能　□不可 ■介助（訪問介護） 週に１回ホームヘルパーと買い物へ出かける。簡単な調理は夫やホームヘルパーとともに行える	□可能　□不可 □介助（　　　　　　）
配膳・下膳・片付け	□可能　■不可 □介助（　　　　　　）	□可能　□不可 ■介助（訪問介護など） 訪問介護時は配膳と下膳もホームヘルパーとともに行う。デイサービスでは職員と一緒にテーブル拭きを行う	□可能　□不可 □介助（　　　　　　）
食事摂取	□自立　■見守り □一部介助　□全介助	□自立　■見守り □一部介助　□全介助 摂食行動が途中で止まったり，早食いになることがあり，様子を見ながら声をかける	□自立　□見守り □一部介助　□全介助
排泄 排泄場所	■トイレ □ポータブルトイレ □ベッド上	■トイレ ■ポータブルトイレ □ベッド上 日中は夫などの声かけによりトイレで排泄。夜間はポータブルトイレを用いることもあるが，トイレへ行くこともある	□トイレ □ポータブルトイレ □ベッド上
排泄用具	□なし　■パッド ■オムツ（リハビリパンツ） □尿器　□カテーテル □自動排泄処理機	□なし　■パッド ■オムツ（リハビリパンツ） □尿器　□カテーテル □自動排泄処理機 夜間も着脱がしやすいリハビリパンツを使用。	□なし　□パッド □オムツ（　　　　　　） □尿器　□カテーテル □自動排泄処理機
排泄行為	□自立　■見守り □一部介助　□全介助	□自立　■見守り □一部介助　□全介助 尿失禁があるとA氏自身でリハビリパンツを脱ぐが，その処理はできていない。また，脱いだ後は何も履いていないこともある。訪問時に確認し，夫へも確認を依頼	□自立　□見守り □一部介助　□全介助
清潔 入浴場所	□自宅 □施設（　　　　　　）	□自宅 ■施設（デイサービス） 週に２回普通浴にて入浴	□自宅 □施設（　　　　　　）
入浴行為	□自立　□見守り □一部介助　□全介助	□自立　□見守り ■一部介助　□全介助 促すことで顔・腕・胸腹部を洗うことができる	□自立　□見守り □一部介助　□全介助

口腔ケア	□自立　■見守り □一部介助　□全介助	□自立　■見守り □一部介助　□全介助 促せばできる。介護サービスを利用する時に1日1回は口腔ケアを行う	□自立　□見守り □一部介助　□全介助
更衣行為	□自立　■見守り □一部介助　□全介助	□自立　■見守り □一部介助　□全介助 服の前後は分からないなどがあるため，声かけが必要	□自立　□見守り □一部介助　□全介助
掃除	□自立　□見守り □一部介助　□全介助	□自立　□見守り ■一部介助　□全介助 一緒であれば雑巾がけなどができる	□自立　□見守り □一部介助　□全介助
洗濯	□自立　□見守り □一部介助　□全介助	□自立　□見守り ■一部介助　□全介助 一緒であれば洗濯物をたためる	□自立　□見守り □一部介助　□全介助
移動 起き上がり	■自立　□見守り □一部介助　□全介助	■自立　□見守り □一部介助　□全介助	□自立　□見守り □一部介助　□全介助
立ち上がり	■自立　□見守り □一部介助　□全介助	■自立　□見守り □一部介助　□全介助	□自立　□見守り □一部介助　□全介助
移乗方法	□独歩　□杖歩行 □伝い歩き　■歩行器 □車いす　□そのほか	□独歩　□杖歩行 ■伝い歩き　□歩行器 ■車いす　■そのほか 居宅では手すりなどを用いて伝い歩きで移乗する。室外では短い距離はシルバーカーを用い，距離がある場合は車いすで移乗。デイサービスではシルバーカーを用いる	□独歩　□杖歩行 □伝い歩き　□歩行器 □車いす　□そのほか
移乗行為	□自立　■見守り □一部介助　□全介助	■自立　□見守り □一部介助　□全介助 不安定な歩行である	□自立　□見守り □一部介助　□全介助

経済状況			
	退院時の状況	○　年　○　月　○　日 （1か月後）	年　　　月　　　日 （3か月後）
経済的問題	■問題なし □やや困難　□困難	■問題なし □やや困難　□困難	□問題なし □やや困難　□困難
生活保護	□あり　■なし	□あり　■なし	□あり　□なし
介護認定	□あり（支援1・2 介護1・2・3・4・5） ■申請中 □なし	■あり（支援1・2 介護1・2・③・4・5） □申請中 □なし	□あり（支援1・2 介護1・2・3・4・5） □申請中 □なし
障害者手帳	□肢体（　　　　級） □養育（　　　　級） □精神（　　　　級） ■なし	□肢体（　　　　級） □養育（　　　　級） □精神（　　　　級） ■なし	□肢体（　　　　級） □養育（　　　　級） □精神（　　　　級） □なし
その他			

第5章

高齢者のエンド・オブ・ライフケア

第1節　老衰死に向き合う

1. 老衰死

　すべての生き物は，それぞれの生物という個体が持つ特性により定められた寿命があり，医学の進歩が目覚ましくても私たち人間も不老不死は成しえず，人間としての寿命の中で今を生きている。現在，わが国では医学の進歩，衛生水準の向上，栄養状態の改善などによって百寿者も多くなっている。このような傾向は国によっても違いがあるが，わが国は世界に類をみない長寿国であろう。しかし，加齢に伴う心身機能の低下が生じないというわけではないため，老衰という状況が多い現状もある。年齢≠老衰ではなく，そこにはフレイルの状況が大きく関わってくることになる。生物学的・医学的には加齢による老化に伴って個体を形成する細胞や組織の能力が低下する老衰は，現在の医学ではその状況を改善させることは難しく，老衰は生命を脅かす不可逆的な機能低下を招く。老衰がさらに進んだ状況が，人間としての生命活動の終焉である老衰死である。表5－1に老衰に関連する要因を示す。老衰は人々に平等に訪れるものではなく，生活習慣病をはじめ多くの疾患や心身ともに健康的な生活を送ることに左右される。そのため，70歳代に老衰が進み日常生活動作すべてに介助が必要な場合もある一方，100歳を超えても自立した生活を送っている高齢者もいる。

表5－1　老衰に関連する要因

老衰を進める要因	老衰を遅らせる要因
肥満あるいは痩せすぎ	スポーツをする習慣（運動習慣）
喫煙	適量の飲酒（ビール中瓶1本程度のアルコール）
糖尿病	ストレス解消
高血圧	食品添加物を避ける
暴飲暴食	日常的な健康管理
ストレスフルな生活	人との交流の機会

　老衰死とは，老衰により細胞レベル・組織レベルの不可逆的な機能低下を生じ，生命活動を終えることであり，これはフレイルの最終段階でもある。フレイルの進行に伴い，日常生活動作に介助が必要となる。老衰死に共通する特徴は「食べる」という機能が低下することで，そ

れが心身全体の機能を低下させていく。細胞レベル・組織レベルの機能低下があるため，栄養物を経口摂取あるいは非経口摂取で摂取できても，生命活動に必要な栄養物を消化・吸収できなくなり，たとえ，経静脈的に栄養素を注入しても，それらを細胞内に取り込み，エネルギー源として活用することができなくなる（小木曽 2019a）。そのため，身体機能の低下により介護が必要であるという状況のみならず，定期的に体重測定を行い，その状況をアセスメントすることが老衰死への予測につながると考える。

２．老衰死の過程

　表５−２に示したように老衰死の過程は４段階あり，医師から死が近づいたことを診断されるのは，余命３-６か月とされる（小木曽 2019a）。しかし，フレイルや老衰死への研究は未成熟であり，老衰死に対して医師が予測した期間を大幅に超えて日々の生活を営むこともあり，第１段階と第２段階の状況を的確に捉えることは難しい。

表５−２　老衰死の過程

第１段階 老衰死の予感	食事はいつもと同じものをいつもと同じくらい食べているのに体重が減少しつづける	３-６か月 それ以上前
第２段階 ゆっくりと老衰死に近づく	外出好きの人だけれど，誘っても「まあいいわ」と断るようになる	数週間
第３段階 老衰死と隣り合わせ	バイタルサインの異常，傾眠傾向，褥瘡，排泄障害	数日
第４段階 やすらかな終焉を迎える	意識混濁，血圧低下，努力呼吸，顔面蒼白，チアノーゼ	数時間

出所）小木曽加奈子「死へつながる老衰を受け入れる」『福祉と看護の研究誌』6，2019a，pp.１−３を改変して引用

１）老衰死の４つの段階

第１段階　老衰死の予感（３-６か月，あるいはそれ以上前）

　老衰では細胞レベル・組織レベルの機能低下があるため，消化吸収という側面からのアセスメントを行うことでその予感を捉えることができる。摂食・嚥下機能の変化がなく，さらに食事摂取量が維持された場合であっても，毎月の体重測定では体重減少がみられる，あるいはいつもよりも摂取カロリーが多い食事内容が続いても体重増加がみられない，という状況があれば老衰死の予感を考慮していく。医師から老衰死に対する余命宣告がされたら，高齢者本人と家族で終焉を迎える場所を考えていく。どのような状態であっても自宅で終焉を迎えることはできるが，家族の介護力だけに頼ろうとすると無理が生じるため，訪問介護や訪問看護などさまざまな社会資源を活用することが望ましい。また，終焉の場所や行う医療においても，家族内での意思統一が重要である（小木曽 2019a）。さらに次のステージになると，誤嚥性肺炎や上

160

気道感染などの疾病による兆候は全くない場合であっても食欲が減退し，食事摂取量が確保できなくなる。そのような場合は，無理強いをせずに本人の嗜好にあった食べ物を，食事時間やおやつの時間にとらわれず用意して摂取を試みるとよい。この頃になると摂食・嚥下機能の低下がみられることも多く，誤嚥性肺炎を繰り返すこともある。老衰の状況では，必要な栄養確保を行うための胃瘻造設は本人の苦痛を増大させることにつながり，経口摂取の中止は誤嚥性肺炎を防ぐ手立てにはならないことを家族へ説明することも重要である。経口摂取の有無にかかわらず口腔内の清潔を保つことが，誤嚥性肺炎の予防に役立つ。また，食事形態の工夫としては，ソフト食などを活用するとよい。

第 2 段階　ゆっくりと老衰死に近づく（数週間）

　生命維持に必要な栄養素を体の中に取り入れることができないことが続くことにより，生命活動は狭まり，その人の興味関心が高いことに対しても心を動かし行動することから疎遠になっていく。日々食事摂取量や水分摂取量が減少し，時には何も口にできない日が多くなる。身体機能の低下とともに活動量の減少・食事摂取量の減少・水分摂取量の減少も相まって便秘や尿量の減少を起こす。全身倦怠感も強くなり，体を動かす意欲もその運動能力も次第に失われていく。このような状況により，発生リスクが高まる褥瘡（床ずれ）の予防のためには，2時間おきの体位変換やポジショニングの工夫が求められるところであり，体圧分散機器であるエアーマットなど褥瘡予防用具の導入をすることが求められる。特に在宅で過ごす場合には，介護負担をできるだけ低減させるために福祉用具の活用が求められる。できるだけ，日々の暮らしがその人にとって有意義なものになるように，好きな食べ物を用意したり，好きな音楽をかけたり，好きな植物，あるいは好きな絵や写真を置いたりする。また，老衰の状況が次の段階にすすむと，意思疎通が難しくなるため，会いたい人には積極的に会わせられるようにする（小木曽　2019a）。

第 3 段階　老衰死と隣り合わせ（数日）

　第 3 段階に入ると，細胞レベル・組織レベルの不可逆的な機能低下がさらに進み，食事も水分も全く摂取できなくなり全身状態の悪化が著しくなる。呼吸機能，腎機能をはじめ，さまざまな機能低下により意識レベルが低下し，傾眠傾向となり，昼間でもまどろむようになり，呼びかけに対しても答えることができることもあるが，できなくなることも多くなる。第 3 段階は数日であるため，会わせたい人がいれば速やかに連絡をすることが望まれる。可能であれば，急変に備えて家族の誰かが傍にいるとよいが，難しい場合は緊急時の連絡体制を整える。また，旅立ちの時に着せたいものがあれば用意する。意識レベルは低下した状態ではあるが，触覚と聴覚は終焉のその時まで温存されるため，タッチングしながら話しかけるとよい（小木曽

161

2019a)。誤嚥性肺炎を繰り返している場合は，発熱状態が続くこともあるが，解熱剤の使用によって血圧の低下など循環動態に変化を生じさせ急変することもあるため，薬剤を使用する際にはその旨を家族に説明する必要がある。薬剤の使用を第一選択とするのではなく，クーリングを行うことでも解熱をはかることができる。一方，循環不全に伴う低体温になる場合もあり，足先が冷たくなりチアノーゼが出現することもある。布団などで覆っても，高齢者自身で熱産生ができないことも多いため，室温を上げることや足元に湯たんぽをおくなどの外的要因を用いて改善を図るとよい。

第4段階　やすらかな終焉を迎える

　家族の呼びかけに対し，瞼が少し動くなどの反応が，段々と鈍くなり，やがてどのような呼びかけにも反応しなくなる。循環不良によって身体の各臓器に血液が送られなくなり，尿の生成がなされず，血圧測定や脈拍測定もできなくなる。いびきをかくような大きな呼吸が始まり，無呼吸を繰り返す。痰がのどの奥でごろごろしているような呼吸になることもある（小木曽 2019a）。このような一見苦しそうに見える呼吸をしているその時は，本人自身は意識レベルが低下しており，苦しみを感じていないことを家族に伝えることも重要である。この第4段階は数時間であるため，臨終に間に合わせたい人がいれば早急に連絡をとり，同席をしていただくことが必要である。第4段階に入った場合は，できるだけ速やかにプライバシーが守れる個室へ移動させ，高齢者は大切な人たちに囲まれ一緒に終焉のその時を過ごすことができるように環境を調整することが重要である。家族や医療関係者などに見守られる中，あえぐような呼吸がやがて静かに止まり，心臓も拍動をやめることで，やすらかな終焉を迎える（小木曽 2019a）。

2）高齢者施設における看取りの過程

　高齢者率の増加に伴いわが国では多死時代を迎えつつあり，今後は医療施設で終焉を迎えるのではなく，在宅や高齢者施設が高齢者の終焉の場として選択されることが多くなることが予測されている。医療機関での終焉からその人が住み慣れた地域での終焉を進める方向性が強まっており，法制度も後押しをしている。その中でも，高齢者施設である介護保険制度による施設である介護老人保健施設ではターミナルケア加算があり，介護老人福祉施設（特別養護老人ホーム）では看取り介護加算が算定できる。特に後者の介護老人福祉施設は終身利用ができる施設であることから，高齢者に対するエンド・オブ・ライフケアの実践の充実が求められる。それらをすすめていくためには，高齢者施設側の受け入れ態勢を整えることも重要であり，看取りの実施体制の確立からはじめる必要がある。表5−3に高齢者施設における看取りの過程を示す。

表5−3　高齢者施設における看取りの過程

1段階：看取りの実施体制の確立（施設側の準備期間）
・常勤の看護師を1名以上配置し，看取りに係る責任者を定める．また，看取りの対象者は，医療サービスを必要とする場合が多いため，病院・診療所・訪問看護ステーションのいずれかと連携を行い，24時間体制で医療サービスを提供できるよう整備する
・施設における看取りに関する指針を策定する
・看取りに関する勉強会や研修会にて，ケアスタッフが知識と技術を身につける
・看取りの際の個室を整備する
・当該施設独自の「看取りに関する指針」などのガイドラインを作成する
2段階：入所段階
・入所時に「意思確認書」などにより，高齢者本人や家族の終末期のあり方について事前確認を行う（施設での看取りは病院と同じような医療行為はできないことなども説明する）
・高齢者本人の意思確認が困難な場合でも，本人の意思を最大限生かすことができるようアセスメントを行う
・入所時に意思確認できない場合は，後日確認を行う
3段階：エンド・オブ・ライフケアの導入（終末期の診断：医学的に回復が見込めないと総合的に判断）
・高齢者と家族に終末期であることを説明し，「事前意向書」の内容を確認しながら，今後のケアの方向性を定める
・家族に対する死への教育を行う（終末期における精神的・身体的な変化など）
・看取りに対するケアプランの作成
・高齢者と家族が安心して過ごすことができるように，看取り専用の個室または静養室への移動
・看取りの実施における医療提供体制を整備する
4段階：エンド・オブ・ライフケアの実践
・状況の変化に応じて，高齢者や家族とともに定期的にケースカンファレンスを開催し，高齢者と家族の意思の確認をし，必要に応じてケアの方向性を修正する（ケアプランに反映）
5段階：事後段階（グリーフケア）
・高齢者との死別によって大きな悲しみを受けた家族が，悲しみを乗り越え，新しく生きる力（心理的，社会的，経済的人間関係の回復）を得ていく過程を支援・援助する
・医療・福祉専門職は，受容・共感・傾聴的な態度により，家族が適切な悲しみの表現ができるようサポートしていく

出所）小木曽加奈子『医療職と介護職のためのリスクマネジメント』学文社，2010，pp.193-194より改変して引用

3．家族に対する死への教育

　わが国においては，死をいみ嫌うという状況が現在も続いており，諸外国と比べ大学教育などの高等教育なども高い水準であるものの，「死への教育」においては不十分であることは否めない。表5−4に示したように欧米では「死への準備教育」が普及しつつあり，①知識のレベル，②価値観のレベル，③感情のレベル，④技術のレベルの4つのレベルが示されている（アルフォンス 1990）。これらは，疾患よる死への準備教育しての側面が大きい。

表5－4　死への準備教育の4つのレベル

① 知識のレベル	死に関する多様なテーマへの学際的なアプローチであるサナトロジー（死生学）の研究成果を身につける。多様な死生観を知る
② 価値観のレベル	各人が自己の価値観の見直しと再評価を行う。特に医師は末期患者の延命，安楽死，自殺，脳死と死の判定，臓器移植など決断を迫られる時点が多々ある。個人としての価値の解明（value clarification）と堅固な価値観の確立が要請される
③ 感情のレベル	死に対して誰もが抱く否定的な感情を自覚し，その克服に努めることである。特に医療関係者が意識下に抑圧する過剰な死への恐怖をノーマルなレベルまで緩和することは，末期患者とのコミュニケーションを円滑にするためにも欠かせない
④ 技術のレベル	死にゆく患者との具体的な触れ合いを通じて，技術の習得（skill training）を行う。この場合単なる技術的ノウハウの習得だけを先行させることなく，先の3つのレベルをある程度達成させたうえで並行して実施する

出所）アルフォンス・デーケン「死への準備教育」『日本臨床麻酔学会誌』1990，pp.26-32より一部修正して引用

　疾患による死とは異なり老衰死は，細胞レベル・組織レベルの不可逆的な機能低下によって生じることは多くの人が認識できていることであろう。しかし，老衰は今の医療では治療ができないということは，多くの人にとって理解しがたく，食事摂取や水分摂取ができなければ輸液や胃瘻という手段を望むことにつながっている。事前に高齢者自身が治療の選択に関する意思表明を行っていた場合であってもその意思どおりに治療が選択されるとは限らない。また，老衰が進行した段階では高齢者自身の意思決定がなされず，家族が代理意思決定を行うこととなる。そのため，老衰死という死のプロセスを家族が理解できるような教育的支援を行うことが求められる。表5－5に家族に対する老衰死の教育を示す。

表5－5　家族に対する老衰死の教育

第1段階：開始期の死の教育
● 教育目標：高齢者施設におけるエンド・オブ・ライフケアの意味を説明し，理解を求める
● 内　　容：① 病院での医療と高齢者施設での医療（ケア）の違いについて，説明する
② 今，必要な高齢者施設での可能な医療（ケア）についての説明をする
● 自習用テキスト：ビデオ・ドキュメンタリー・書籍の活用

第2段階：安定期の死の教育
● 教育目標：死の受容（死を見つめつつ，QOLの高い生活）ができるように支援する
● 対　　象：高齢者・全家族
● 内　　容：① 病状，現在の生活状況（特に飲食に関すること）
② 死亡予測時期の説明（かかりつけ医から　予測の不確かさの説明）
③ 必要な処置，可能な処置に関する説明
④ 老衰やフレイルについて（不可逆的な部分の多さ）
⑤ 同じような高齢者や参考となる本の紹介

第 3 段階：臨死期の死の教育

- 教育目標：納得のいく死の看取りの実現。家族が，心安らかに看取れるようにする
- 対　　象：全家族
- 内　　容：① 死への看取りの心得
　　　　　　② 死へのプロセスの説明
　　　　　　③ 死亡の確認，死後の処置の説明
　　　　　　④ 家族には，特に看取りの教育

〈死の最終的な受け入れのための支援〉

☆死が現実に迫っていることを教える

① 御遺影，着せる服の準備などの勧め

② 死亡確認方法などの説明

☆予測される「家族のトラウマ」を軽減する

① 家族へ連絡するタイミング（複数の連絡先）

② 死に目にあえないかもしれない家族のために（遠方に住んでいる家族に対して）

〈説明のポイント〉

☆身体的変化

① 循環器系の変化：脈拍微弱，血圧の低下，手足の冷感，末梢からチアノーゼの出現

② 呼吸器系の変化：下顎呼吸，チェーンストークス呼吸，長い無呼吸，呼吸停止

③ 意識レベルの変化：昏睡状態となり，呼びかけても反応がないが，意識は最期まである

☆非典型的なプロセス

① 突発的なできごとによる急死：突然の大出血，血圧低下，窒息，電解質異常，不整脈死など

〈死の看取りの心得〉

☆心得 1：意識・聴覚は最期まで残っている。だから……

① 不安を与えるような言動は控える

② できるだけ誰か（配偶者がベスト）が傍らにいる

☆心得 2：もう苦しまれることはない。だから……

① そっとその様子を見守る

② できるだけ，希望を叶える（家族のお風呂へ入れてやりたいという願い）

☆心得 3：もう十分がんばった。だから……

① 「がんばれ」の掛け声はいらない

② むしろ「もういいんだよ」という言葉を

☆心得 4：残された貴重なときを共に過ごす。だから……

① 最期は家族だけで見守る（状況に応じてスタッフと共に）

② 楽しい思い出話を皆で作り上げる

第 4 段階：死別期の死の教育

- 教育目標：ケアを通して，遺族が悲嘆を克服すること
- 対　　象：家族（遺族）
- 内　　容：① 死に先駆けて（臨死期）の，心の整理
　　　　　　② 体を拭くことなどを家族と一緒に行う
　　　　　　③ 生前の施設での暮らしを家族に伝える
　　　　　　④ 非嘆は遺族が等しく経験すること，そのおおまかな経過を伝える
　　　　　　⑤ 死亡期における遺族との語らい，連絡

出所）小木曽加奈子『医療職と介護職のためのリスクマネジメント』学文社，2010，pp.192-203より改変して引用

４．不必要な医療を遠ざける

　老衰死は，細胞レベル・組織レベルの不可逆的な機能低下によって生じることは多くの人が認識できているにもかかわらず，食事や水分摂取ができない大切な老親に対し，医療処置をしないことは親不孝であると家族側が考えたり，また親戚などに陰口を言われるということも存在する。根本的なところは，老衰死ということが多くの人に正確に認識されていないということであろう。

　今永ら（2022）の調査では，家族が老衰と考えられる状態になったときに，経管栄養を「望む」は14.7％であり，水分補給目的の輸液を「望む」は43.9％であった。老衰では1日500mℓを超える輸液量では浮腫や痰の増加につながり，むしろ高齢者自身を苦しめることにつながることなど知られていないこともある。自然な死には不要な水分や栄養を補給せず，むしろ枯れて死に至る方がよいのである。また，老衰では低栄養状態であり，循環不全もあることから，輸液のルート確保も困難となることが多い。永井ら（2015）はエンド・オブ・ライフにおいて，延命治療やAHN（人工的水分・栄養補給法：Artificial Hydration and Nutrition）に頼らず，自然な死（老衰死）を迎えられるように看取ることを困難とする要因には，病院での看取りが一般的であり，患者や家族が自然な看取りに納得がいかない（本人側の要因），本人（家族を含む）への説明が不十分（医師側の要因），輸液をしないことが非常識ではないかと考えてしまう（社会通念上の要因），医師や看護師の考え方，病院の方針で点滴を行う（医療機関側の要因）である，と述べている。天寿を全うするために，これらの医療処置が有効であるかどうかをそれぞれの高齢者の状況に照らし合わせて，最善の方法を見極めていくことが必要であろう。家族の中には「一分一秒でも長生きしてほしい。長生きをさせることが親孝行である。」と考えている人も少なくない。また，梶井（2021）は，エンド・オブ・ライフにある老衰の人には，急性期医療で提供される蘇生処置，治療中止に関する刑法の見直し，患者の死ぬ権利の保障，老衰の経過の中での意思決定プロセスのあり方など多様な課題がある，と述べている。高齢者の家族の思いのゆらぎを支え，老衰という高齢者の自然な死のプロセスを守るためにも不必要な医療を遠ざけるという支援も重要である。

表５－６　家族の思いのゆらぎの２つの側面

高齢者にとって楽に終焉を迎えることが大事
高齢者が一分一秒でも長く生きることが大事

　本来どのような医療を選択するのかは高齢者自身が自己決定を行うのが基本であるが，現実は心身機能の低下により自己決定ができない高齢者が多く，家族が代理意思決定を行う。家族といっても，主介護者とキーパーソンが異なる場合もあり，さらに遠方に住んでいる家族もあ

る。そのため，家族の思いは一枚岩ではないことも多いが，できるだけ高齢者自身の思いに沿い本人が望む療養生活を営めるような支援を行うことが求められる。

5．その人が望む場所でその人らしい人生の終焉

　宇佐美（2021）は高齢者が自身の考えや思いに気づき，それらを整理して意向として表出するための支援として，患者の人としての生活やその人らしさを大切にした関わり，を示している。高齢者の考えや思いを把握し，その意向を反映させていくことが重要であるが，現状ではさまざまな課題を含有している。高齢者施設では高齢者本人の「延命治療はしない。最期は施設でお願いする」という意思表示が文章として残っていても，病態の変化に家族が驚き，医療機関へ救急搬送し延命処置後に，その中止を家族が希望するというケースも多く，救急医療の現場でも課題となっている。どのように終焉を迎えるのかは，本人の意思に基づくものではあるが，家族のゆらぐ気持ちを受け止め，家族に対する死への教育も重要になるだろう（小木曽 2018）。家族の老衰という自然な死に対する受け止め方はさまざまであるが，家族があるがままを受け入れられるような介入も必要である。その人にとって楽な終焉とは，自然のままにいられることである。食べられなくなったら無理に食べなくとも，無理に栄養素を体の中に入れなくともよいという考え方もある。食べられなくなり，体が枯れていくというのは自然な終焉を迎えるために，体が準備していると考えることであるという，私たちの考え方の変換が重要であると考える（小木曽 2019b）。ここでは，特別養護老人ホームにおける看取りの 2 事例を紹介する。看護職として高齢者と家族にどのような支援を行うことが望ましいのかを考えて欲しい。

🪑 コラム 4：特別養護老人ホームの事例：施設での看取り

【事例紹介】
　86歳　男性　要介護 4　主疾患：老衰，アルツハイマー病　既往歴：前立腺がん，慢性硬膜下血腫
　施設入所までは妻と 2 人暮らしをしていた。近隣に長男夫婦，遠方に長女夫婦が住んでいる。
【エンド・オブ・ライフケアの実践】
１）エンド・オブ・ライフケアの開始まで
　○年 2 月の転倒がきっかけとなり，慢性硬膜下血腫にて手術を行うが，身体機能が低下し要介護状態となる。入所する前は妻との 2 人暮らしであり，近隣の長男夫婦は，共働きで忙しいため，入浴などは長男夫婦が休日に介助していたが，普段の介護は主に妻が行っていた。小規模多機能型居宅介護を利用していたが，次第に，失禁と失便が多くなっていった。同年 4 月に遠方に住んでいる長女が帰郷した際，その現状に驚き，新設された介護老人保健施設に空床があったため，長男夫婦には相談せずに入所の手続を妻とともに

行った。Aさんは，入所時は杖を用いて歩行することができたが，施設内でも転倒を繰り返し，入所後約1か月で車椅子を使用するようになった。また，入所後アリセプト（ドネペジル塩酸塩）の内服が中止となり，その後著しく認知機能が低下し，約半年後には家族の名前と顔が一致しないことも多くなった。1年が経った頃には立つこともできず，車椅子への移動も全介助となった。

　その後，特別養護老人ホームに転院となってから，誤嚥性肺炎を繰り返すようになり，座位の姿勢も保つことができなくなった。看護師は，できるだけ栄養価の高い栄養補助食品を取り入れることや歯科衛生士による口腔ケアをしてもらってはどうかと妻と長男にすすめたが，費用がかかるという理由で実施できなかった。4度目の誤嚥性肺炎にて特別養護老人ホームから医療機関に入院した際に，医師から嚥下機能が悪く，このまま経口摂取を続けることは難しいため，胃瘻を造りそこから栄養物を取り入れる方法もあることと，今回の炎症が治まって良くなっても，また再び誤嚥性肺炎になる可能性が高く，誤嚥性肺炎が原因で死に至っても，それも高齢者の自然の死のあり方でもあることを説明された。Aさんは，認知症の悪化もあり，言葉を話すことはできるが，この段階で意思疎通を図ることはできず，胃瘻に対する思いを聞くことはできない状況であった。しかし，妻は夫が元気なうちから，延命治療について話し合っていた。長男夫婦もその内容について了解をしており，走り書きのようなメモではあるが，「延命治療はしない」と本人の字で意思を示していた。また，妻は胃瘻を造設した人を介護している状況を友人から聞いており，胃瘻に対する良いイメージは持っていなかった。

2）家族の意向は…

　妻と長男夫婦は，Aさん本人の意思を尊重し，「たとえ，寿命が短くなっても胃瘻を造らず，自然な死を迎える」という意向を持っていたが，長女は異なる思いを持っていた。長女には家庭があり常勤で働いていたため，実際に介護を行うことはなく，遠方に住んでおり施設に面会に行くことも4-5カ月に1回ほどであった。「胃瘻を造れば長生きできる可能性が高くなるのに，どうしてそれをしないのか。」「1分でも1秒でも長く生きて欲しい。」長女は，自分の親が「ここが何処だかわからない」「自分の顔も分からない」という状況になった時も，なかなか受け入れることができず，時には自分の親に対して叱咤激励をし，よくなって欲しいという気持ちで接していたが，最近になり認知症を徐々に受け入れられるようになったばかりであった。長女にとっては，大切な親であるAさんが終末期であることを受け入れることはできなかった。そこで，妻と長男夫婦と長女で何回か話し合いがもたれた。長女は特に長男夫婦に対して，「親をありがたいと思っていない。」「こんな親不孝な子どもみたことがない。」など否定的なことを言っていた。そのため，何度も長男は「おじいちゃんが自分で胃瘻はしたくないと言っていた」と繰り返し話をした。しかし，長女の気持ちは収まりがつくことはなく，「胃瘻になっても，もう10年も生きて施設で生活している人もいる。」と繰り返し自分の主張を話した。長男夫婦が50歳代や60歳代の人が胃瘻を造設する状況と違うことを説明しても，それを理解することは長女にとっては難しかった。家族の中で，Aさんの治療や療養に対する思いに対するすれ違いが続く中，長男が「おじいちゃんのことは，おばあちゃんが決めることが一番よいと思う。」と切り出した。妻は長女の顔色をうかがいながら，少し小声で「おじいちゃんも，延命治療はしたくないと言っていた。だから，胃瘻は造らず自然のままで任せたい。最期は施設で迎えたい。」と語った。そのため，胃瘻を造設しないこととなった。

3）今できることを

　いままでも，嚥下困難食を食べていたが，更に，栄養補助食品を取り入れた。また，歯科衛生士による口腔ケアを実施してもらい，口腔機能（嚥下機能）の維持に努めるようにした。週末しか長男夫婦が来訪することはできなかったが，その際には昼食を介助した。再入所後1カ月が過ぎた頃，今迄はスプーンを口元に運べば，口を開き食べていたのだが，声をかけても口を開かなくなり，必要な水分を摂取することも難しくなった。その様子はスタッフからも妻や長男夫婦に話があった。長男夫婦も実際に食事介助を行っていたため，時間をかけたり，工夫をしても，食べることができない状況を理解できた。Aさんは，口の中に入った食べ物を留めてしまい，飲み込まないこともあったため，嚥下の様子を確認しながら，栄養価の高い栄養補助食品を中心に少しずつ介助を行った。また，リーダー看護師からも病状の悪化があることを妻と長男夫婦に説明があった。その様子を長男の妻は，「おじいちゃんがもう十分だよと言っているように感じる。」と長男に話した。死期が近づいていることを理解し，無理に食べさせるのではなく，食べられる時に食べた方がいい状態になったという考えに変化していけた。

　病状の悪化を長男から長女にも伝え，長女が来訪した。長女は前回の面会の様子との違いに驚き，Aさんの身体を大きく揺すって，大きな声で「ちゃんとご飯を食べなきゃダメじゃない」と怒った。Aさんは長女の声には反応せず，ぼんやりと宙を向いていた。長女は無理矢理，栄養補助食品をスプーンに沢山盛って，Aさんの口の中に入れようとしたが，口は堅く閉ざされたままであった。長女は，Aさんの口角に手を触れ，口を開けようとした。傍にいた担当スタッフが長女に「口を開けないということは，今は食べたくないという意思表示だと思いますよ。」と話し掛けた。長女は，持っていたスプーンを落とし，「食べないと死んじゃうでしょ。点滴もしていないし。早く病院に連れて行かなきゃ。」と興奮した様子で答えた。妻は長女の取り乱した様子にビックリした。でもその中でも妻ははっきりと，「私はこのままでいいと思う。ここで最期をみてもらう。」と長女に言った。騒ぎに気がついたリーダー看護師が長女の傍に行き，「点滴をすることで楽になるときと，点滴をしたことでよけいに身体が辛くなるときもあるのですよ。」「最期の時が近づくと，いくら点滴をしても，身体自体がそれを吸収できなくなってしまいます。お父様はそういう状況です。お父様にとって何が一番いいのかということを考えてみてくださいね。」と優しく語りかけた。長女は怒ったまま，施設を後にした。

　食事がほとんど取れず，意識レベルも低下していたため，入浴は中止とし，清拭で対応をしていた。収縮期血圧も80mmHg代となっていた。医師からも死が近いことを妻と長男夫婦に説明された。妻は担当ケアスタッフに「この人はとてもきれい好きな人だったのです。1日に2回お風呂に入ることもあった。きれいに拭いてもらっているけれど，手もなんだか臭くなってきたし，最期にどうしてもお風呂に入れてやりたい。きれいな身体であの世に旅立ってもらいたいと思う。」と相談をした。妻の意向を踏まえ，施設の中で急遽カンファレンスを開いた。また，入浴について長男に電話で連絡をして，入浴に対するリスクなどを説明した。長男も「是非入浴させてほしい。」という意向を示したため，すぐに入浴ができるように準備し，リーダー看護師と妻が見守る中，寝台浴槽で入浴を行った。妻は浴槽の傍で「お父さん良かったね。お風呂できれいにしてもらえて」と始終Aさんに声をかけた。入浴後もバイタルサインの悪化や呼吸不全もなく，入浴後は土色の顔がピンク色になり，妻は「いい顔になって嬉しい。」と喜び，スタッフに感謝した。また，長男夫婦は仕事を終えると，すぐに施設のAさんのところへ駆けつけ，いつもと変わらないAさんの様子と妻の喜んでいる姿を見た。家族は入浴中の急変の可能性が高い中，リーダー

看護師が見守って入浴できたという施設のケアの体制に感謝の念を深めた。

4）最期は家族の見守りの中で

　　入浴後は，徐々に寝る時間が増えており，時々目をあけてうなずく仕草もみられていた。入浴後3日が経ち，その日は休日で，妻だけでなく，長男夫婦と孫も面会にきていた。担当ケアスタッフが，「耳はしっかりと聞こえていますし，触っているという感覚もありますから，いっぱいお話してくださいね。」と孫に話した。孫は，Ａさんの手を握り，学校の様子などを話した。Ａさんの顔が少し緩んだように見えた。死期が近いということを親族にも伝えていたため，長女やＡさんの兄弟も来訪した。その日の夕方，妻や長男夫婦の見守る中，急にＡさんは下顎呼吸を始めた。あらかじめスタッフから，死の前には呼吸が辛そうな状況になることを聞いていた妻や長男夫婦は，その時がきたと思った。慌てることなく，スタッフを呼びに行った。スタッフはすぐに来室して，Ａさんの状況を確認した。下顎呼吸は10分もたたないうちに収まり，Ａさんは永遠の眠りについた。妻はＡさんに向かって「よく頑張ったね。」と涙を浮かべて声をかけた。

　　家族は，眠りについたＡさんとしばらく居室で過ごした。その後，スタッフは，まるで，生きている時のように優しくＡさんに向かって語り始めた。「Ａさん。これから体を拭き，新しいお寝間着に替えましょう。」そして，家族に向かって，「ご家族の方もご一緒に身体を拭いていただけますか？きっとＡさんも喜ばれると思います。」と提案してくれた。妻は「是非，お願いします。」と答えた。温かいお湯と新しい寝間着が居室に運ばれた。「それでは，おばあちゃんがお顔を拭いてくださいね。」と声をかけ，長男夫婦，孫もスタッフのサポートを受けながら，身体を拭いた。そして，和やかに身体を拭いている状況の中，施設のスタッフが代わる代わる訪室し，Ａさんの身体を拭きながら，言葉をかけた。家族は，こんなに大勢のスタッフがいたことにもびっくりし，それぞれのスタッフが優しくＡさんに語りかける様子をみながら，ここで最期を迎えて本当に良かったと安堵した。また，家族は，多くの人と関わりながら，Ａさんは施設で生活していたことに気づいた。スタッフは，妻や家族にも声をかけ，Ａさんの施設での生活の暮らしぶりや，家族のことを大切に思っていたことを話した。妻は「いつも良くしてもらってありがとうございました。本当にきれいな身体にしていただいてありがたい。」とスタッフに感謝を示した。また，お風呂に同席した看護師に対しては「本当に，お風呂に入れてもらってありがたかった。嬉しかったです。きれいな身体のままであの世に行かせることができました。」と深々と頭を下げた。施設を後にする時には，多くのスタッフに見送られ，特別養護老人ホームでの生活が終った。

出所）祢宜佐統美，小木曽加奈子「特別養護老人ホームにおける終末期ケアに関する研修プログラム」2015，pp.64-68を一部改変，「特別養護老人ホームの看取り介護の実践と職務満足度」科学研究費基盤研究Ｃを一部改変して引用

🪑 **コラム5：特別養護老人ホームの事例：病院での看取り**

【事例紹介】
　95歳　男性　要介護5　Sさん　主疾患：老衰　既往歴：前立腺がん，熱中症
　妻は90歳の時に他界し，施設入所までは一人暮らしをしていた。同市に長男夫婦，隣市に長女夫婦が住んでいる。

【エンド・オブ・ライフケアの実践】
1）エンド・オブ・ライフケアの開始まで
　○年8月の夏に室内でぐったりとしている様子を長男が発見し，熱中症にて救急搬送された。入院前は身の回りのことは自分自身で行っていたが，抑制が行われていたこともあり，入院により身体機能が低下し，自力で歩行することは困難となったため，退院後は，ショートステイ利用後，特別養護老人ホームに入所となった。Sさんは，入院中から，ここがどこであるかや，食事のことも忘れてしまうことも多く，認知機能の低下がみられていたが，家族の顔や名前は覚えていた。家族はSさんの認知力が低下している現実を受け入れることができず，「うちのじいさんは年をとったが，全く呆けていない。」と施設の職員に話していた。そのため，認知機能に関する検査はしておらず，認知症の診断も受けていなかった。施設の生活の中で，Sさんは毎週末，長女が施設に迎えに来て外出し，家族と一緒に昼食を食べることを楽しみにしていた。Sさんは社交的で，スタッフの方と話をすることが多く，会話の中で，入院中は辛かったことなどを話すことも多く，「ここはみんな，親切でうれしい。最期はここで面倒を見てほしい。」とよく言っていた。
　そのような生活が続いていたが1か月ほど前から楽しみにしていた長女の家への外出も嫌がるようになり，それと同時に食事摂取量も減少してきた。施設の食事は食べられなくなっても，長女が差し入れをする干し柿やリンゴなどは美味しそうに食べていた。長女だけでなく家族は，Sさんが好きなものを面会の度に持参しており，それらのものは食べられるが，施設の食事が食べられない状況は改善することはなかった。Sさんは，スタッフや家族に「お迎えが来る前に，少しでいいから焼酎が飲みたい。」と言うことが多くなった。

2）家族の意向は…
　入所時，本人と家族は，積極的な治療はせず施設での看取りを希望することを，書面で意思表示をしていた。心身機能が低下し食事が食べられなくなる中，施設の看護師から，「最近食事も食べられなくなってきて，もうそろそろだと思うので，本人が好きだったお酒でも飲ませてあげたらいかがでしょうか。」と長男に話をした。長男は，Sさんの状況の変化を理解することができず，その言葉に激怒し，「寿命が近づいているということは何事か！」「まだ，会話もできるし，食べられなくなっただけなのだから点滴をしてほしい。」と反論した。看護師からの話には耳を傾けない様子もあったため，看護師は家族に対し，かかりつけ医から病状説明を聞くことを提案した。長男から，医師の説明は，家族で聞きたいという意向が示されたため，長女夫婦と長男夫婦が医師からの説明を受けることとなった。医師からは「老衰の状況であり，発熱などの感染兆候もなく，Sさんの状態は改善の見込みはない。Sさんにとっては好きなものを好きな時に好きなだけ食べた方がよいと思う。」と話があった。家族は「食べられる量は少なく，栄養も足りないと思うので，施設で点滴をしてほしい。」と依頼をしたが，医師からは「点滴を行っても改善の見込みはない。この施設の中ではSさんの積極的な治療はできない。」と説明があった。医

師からの説明が終わった後，長男は「なんていう施設だ！年寄りだからといって見殺しにするのか。」と施設看護師に興奮した様子を示した。長女も「点滴ぐらいしてくれてもいいのに。」「こんな施設で大切な父を看てもらうことはできない。」と言い放った。医師も施設看護師もＳさんにとっては，入院することが負担になることを説明したが，家族はそれを受け入れることができず，その日のうちに，家族は自分達の車に乗せて，ＳさんをＡ総合病院の救急外来に連れていった。救急外来の医師からは，肺炎などの炎症所見もなく，入院することによって治癒の見込みがないことが説明された。その上で，家族から「ご飯が食べられていないと死んでしまう。施設では点滴はできないと言われた。父を助けてください。」と入院加療を希望する意向が強く，即日入院となった。

3）入院中の様子

　入院後も，医師からは，老衰の状態であること，点滴をすることによって治癒はしないこと，いつ急変するかもしれない状態であること，などの説明がされた。医師と家族間の話し合いにより，胃瘻は造設しないが，点滴は行うこととなった。また，急変時の心肺蘇生については，助けられるときには助けてほしいという家族の意向があったため，心肺蘇生を行い，延命を試みる方向性となった。入院後，左腕から点滴を開始したが，すぐに抜いてしまうため，家族の同意を得て，両手の抑制を行うこととなった。また，嚥下機能の低下があるため，食事は欠食となり，言語聴覚士（ST）あるいは看護師が栄養補助食品の摂食の介助を行うこととなった。Ｓさんは，最初の一口は，栄養補助食品を食べるが二口目は口を閉ざしてしまい，摂取量がほとんどない状態であった。長女が面会に来るときは，看護師に見つからないようにリンゴやバナナをＳさんに食べさせた。Ｓさんは長女の差し入れ食を喜んで食べていたが，入院5日目に，リンゴをＳさんに食べさせているところを看護師にみつかった。看護師から「勝手にＳさんに食べさせないでください。栄養補助食品とリンゴでは食事形態が違って，誤嚥もしやすいです。無理に食べさせると大変なことになります。」と注意を受けた。その状況を他の家族も知ることとなり，長女は，「いつもと同じようにリンゴもバナナも食べていて，むせることもなく，喜んで食べていた。大丈夫だったよ。」と家族に言ったが，長男から「何かあったらどうするんだ。」と叱られ，そのため，それ以降は差し入れ食を持参しなくなった。

4）最期の時

　Ｓさんは辻褄が合わないことも多いが，簡単な受け答えはできる状態は変化がなかった。しかし，入院後も老衰により心身機能は緩やかに低下していっていった。また，入院後は痰を喀出できず痰吸引を行うことも多くなった。一方，家族は，点滴をすることによって，Ｓさんは元気になったと思っていた。そのため，今までは家族の誰かが，24時間Ｓさんの傍についていたが，6日目の夜，長女が「まあ，お父さんも元気になったことだし，今日は家で休むね。明日の朝は来るからね。」とＳさんに言った。Ｓさんはゆっくり頷き，抑制されている手を少し動かした。

　長女が帰宅したその日の午前2時，Ｓさんの長男にＡ総合病院から電話があった。急いで駆け付けた病院では，Ｓさんに心肺蘇生が行われていた。そして，家族が来院し，医師は家族の同意を得て，心肺蘇生を中止した。しばらくの間，Ｓさんと家族で時間を過ごした後，家族は退出して，両手の抑制，胸部に貼られた心電図の電極，点滴などが抜かれ，看護師によってエンゼルケアが実施された。

第2節　高齢者のエンド・オブ・ライフケアの場

1．医療機関

　わが国における現代の死亡場所として，医療機関が最も割合が高い。それは高齢者においても同様であり，医療機関が最も多い死亡場所である。一概に医療機関といっても，救急外来やICU（Intensive Care Unit：集中治療室），急性期病棟，地域包括ケア病棟，緩和ケア病棟など，その部署による特殊性によって，高齢者のエンド・オブ・ライフケアの特徴があるといえる。高齢者のエンド・オブ・ライフケアの実践を進めていくためには，人生の最終段階における医療の問題を捉えて，その改善を目指していくことが求められる。

　急性期の重症患者を対象に治療を行っている救急・集中治療においては，患者背景に関わりなく救命のために最善の治療や措置を行っている。しかし，フレイルが進行している高齢者の場合は，そのような中で適切な治療を尽くしても救命の見込みがないと思われる状況に至ることがある。その際の医療スタッフの対応は，患者の意思に沿った選択をすること，患者の意思が不明な場合は患者にとって最善と考えられる選択を優先することが望ましい。それらを考える道筋として，日本救急医学会，日本集中治療医学会，および日本循環器学会は，『救急・集中治療における終末期医療に関するガイドライン〜3学会からの提言〜』を2014年に作成した。その中で，「救急・集中治療における終末期」とは，集中治療室等で治療されている急性重症患者に対し適切な治療を尽くしても救命の見込みがないと判断される時期であると定義された（日本救急医学会 2014）。ICUにおけるエンド・オブ・ライフケアの現状を診療録から調査した先行研究（吉野ら 2022）では，DNAR（Do Not Attempt Resuscitation）における治療方針の決定は，90%は家族であり，患者自身が決定したケースは3.0%であった。家族がDNARを決定したうち，患者の推定意思の記載は15.2%と低く，患者の意思に基づく意思決定は稀少である実態が明らかとなった。そのため，高齢者が元気なうちから，人生の最期をどのように過ごしたいのかを家族と共有し，エンディングノートなどに文章にて残しておくことで，意義もなく救急搬送されることはなくなり，過剰な医療を抑制することにつながると考える。

　地域包括ケア病棟は，急性期治療を終えた後，在宅復帰に向けてリハビリテーションを行いながら，退院支援・退院調整する病棟である。状態が安定した患者が対象であるが，中には，身体機能の回復の見込みが望めず，看取りの対象になってしまう高齢者も少なくない。そのような経過の中において，治療方針や療養場所における患者・家族との意思決定支援が行われ，日常生活援助をしながら苦痛の緩和などを図っている。緩和ケア病棟では，対象の患者は，主にがんを中心とした疾患の終末期であることが原則であり，積極的な治療は行われず，がんに伴う身体的・精神的苦痛緩和を図りながら，穏やかに人生の最終段階を過ごせるような設備や

環境が整っている。高齢者の死因に多い，重度の心不全などの慢性疾患や肺炎，認知症などは対象とされていない。したがって，老衰なども対象にはならず，原則がんを有する高齢者におけるエンド・オブ・ライフケアが実践される病棟である。

　これらの医療機関におけるエンド・オブ・ライフケアでは，医療従事者の個人的価値観・信条，生命倫理観，死生観，経験知が意識的・無意識的に自身の言動，態度，姿勢に反映されるため，意思決定支援の過程では，「疑いなく良かれと思っていることが，悪になってはいないか」「先入観や思い込み・偏見になっていないか」「高齢者と家族にとって最善につながっているか」など，地道な自問自答や省察を繰り返すことが大切である（長江 2018）。

2．在宅

　在宅における高齢者のエンド・オブ・ライフケアでは，住み慣れた場所で最期まで，その人らしく生活を継続できるといった望ましい終焉を支援していくことができる。しかし，24時間を共に過ごす家族介護者の身体的・精神的負担は計り知れず，その負担を軽減させていくことが専門職に求められている。かつては，在宅で看取りをしてきた時代から，現代では医療機関で亡くなることが当たり前となり，さらに核家族化が進み，人の死に立ち会う機会は皆無に等しい。そのような中でも，在宅での看取りは超高齢社会において，微増している。高齢者の在宅看取りの場面においても，がんの場合は，病院から在宅への移行の段階で，病名告知や予後の予測と人生の最終段階をどこで過ごすかについての意思決定支援は何度も繰り返されていると予測される。しかし，老年症候群などの老衰や認知症，心不全などの慢性疾患の場合は，終末期の判断が難しく，必ずしも病院から退院時に予後の見通しの説明や，今後どのように過ごしたいかについての話し合いが行われていない場合が多い（亀井ら 2018）。

　吉田ら（2021）は，終末期がん患者の在宅看取りを可能にする要因として，在宅療養開始時の在宅療養継続への強い希望と，在宅療養開始後死亡までの期間が30日以内であったと報告している。また，独居高齢者が入院生活を拒否しており，別居家族が在宅で最期を迎えることを希望していた場合は，在宅でのエンド・オブ・ライフケアが実現できる（堀口ら 2017）。つまり，独居であっても在宅での看取りは可能であり，それには，往診医や訪問看護師をはじめとする在宅医療提供体制が整った環境下で，高齢者や家族介護者をサポートしていくことが重要である。ただし，患者の呼吸困難や副介護者がいない，未告知，在宅療養への希望がない場合は，在宅看取りを妨げてしまうことが明らかにされている（榎本 2019）。また，希望が強かったとしても，長期間の療養となると，その実現は難しくなると考えられるため，家族介護者の身体的・精神的状況を配慮し，時には，緩和ケア病棟や高齢者施設へのレスパイトも含め，在宅でのエンド・オブ・ライフケアを行っていく必要がある。

3．高齢者施設

　これまで，高齢者が最終的に亡くなる場所は，前述のように“在宅か病院か”の二者択一という状況であったが，近年では第三の選択肢として“施設”が注目されている（亀井ら 2018）。高齢者人口の増加は高齢者の死亡者の増加を招き，今後更なる多死社会が予測され，2006年に「介護老人福祉施設，通称，特別養護老人ホーム」において看取り介護加算が導入された。さらに，2009年には「介護老人保健施設」においてもターミナルケア加算が導入された。しかしながら，特別養護老人ホームなどは常勤医師の配置は不要であり，十分な医療体制が整備されていない。このような高齢者施設内で高齢者の死を引き受けることを認められるようになり，10年以上が経過した。このことより，後期高齢者である超高齢者の施設での死亡がさらに増加してきており，今後も増加することが予測される。

　介護老人保険施設である，特別養護老人ホームは，要介護高齢者のための生活施設であり，入所者に対して，入浴，排泄，食事等の介護その他，日常生活の世話，機能訓練，健康管理及び療養上の世話を提供する（厚生労働省 2015）と定義されている。特に，特別養護老人ホームに入所する高齢者は，2015年から要介護3以上となっているため，入所時には超高齢かつ認知症である場合が多く，生活の場で介護を受けながら生涯を閉じる「終の棲家」の役割を担っている。超高齢社会が続く今後は，特別養護老人ホームの入所者の重度化がさらに進展していき，死亡退所の割合は増加していくことであろう。実態として入所者は，90歳以上の高年齢かつ重度の認知症を伴っているケースが多く，ケアの決定や，最期までの時間を「どのように過ごしたいか」についての意思の確認には，高齢者本人だけではなく家族の関与も大きい（長江 2018）実情にある。

　もう一つの介護保険施設である，介護老人保健施設は，要介護者であって，主としてその心身の機能の維持回復を図り，居宅における生活を営むことができるようにするための支援が必要である者に対し，施設サービス計画に基づいて，看護，医学的管理の下における介護及び機能訓練その他，必要な医療並びに日常生活上の世話を行うことを目的とする施設と定義されている（厚生労働省 2017）。また，基本方針として，入所者がその有する能力に応じ自立した日常生活を営むことができるようにするとともに，その者の居宅における生活への復帰を目指すものでなければならない。つまり，リハビリテーションを提供する機能維持・改善の役割を担う施設，さらに在宅復帰，在宅療養支援のための地域拠点となる施設であり，「病院から在宅へつなぐ中間施設」としての役割を担っている。その他にも，「認知症対応型共同生活介護（認知症グループホーム）」は，認知症（急性を除く）の高齢者に対して，共同生活住居で，家庭的な環境と地域住民との交流の下，入浴・排泄・食事等の介護などの日常生活上の世話と機能訓練を行い，能力に応じ自立した日常生活を営めるようにするものと定義されている（厚生労働省 2020）。ここにおいても看取り介護加算が算定され，基準を満たせばエンド・オブ・

ライフケアの実践が可能である。また，2018年4月より創設された「介護医療院」は，長期的な医療と介護のニーズを併せ持つ高齢者を対象とし，「日常的な医学管理」や「看取りやターミナルケア」等の医療機能と「生活施設」としての機能とを兼ね備えた施設であり，医療の必要な要介護高齢者の長期療養・生活施設である（厚生労働省 2018a）。このように，高齢者施設といっても，さまざまな特徴のある施設ごとに，高齢者のエンド・オブ・ライフケアの実践に向けて経験を重ね努力し続けている。

　医療施設ではない生活の場でのエンド・オブ・ライフケアでは，積極的治療などはできないが，施設スタッフとの長期間の関わりにより信頼関係を築く中でのケアであるからこそ，高齢者の人柄を知ることができ，その人の意思を把握し尊重しながら，その人らしさを大切にしたケアができる。また，高齢者施設では，治療を優先するのではなく日々のケアを普段どおり，より丁寧に実施することが大切である。終末期においても日常生活の継続性が重視されている（原ら 2010）と報告されているように，例えば，高齢者の思いを聞き入れて好みのものを口に含ませ味わうこともできる。また，清潔ケアにおいても，亡くなる数日前まで入浴介助し，皮膚色が改善することや清潔に保ち尊厳を守ることにつながっている。医療機関においては点滴等の治療処置のため，入浴ケア等を提供するには制限があり，さらに清潔ケアよりも治療が優先される傾向が強く，臨死期まで心地よさを感じられるようなケアを提供することは少ない。また，誤嚥や窒息のリスクを考えると臨死期に絶飲食としていることが多い。そのようなことから，入浴ケアや食べるケアを最期まで続ける施設のエンド・オブ・ライフケアは，医療機関で行われてきたエンド・オブ・ライフケアと比べ，高齢者の尊厳を大切にしたケアであり，質の高いケアの実現可能性が期待できる（樋田 2019）。また，医療施設で，さまざまな治療を受けながら苦痛の表情を示しながら亡くなる高齢者の姿ではなく，日々のケアを受けながら施設で徐々に身体機能が低下していく自然な流れの経過を見守り，その人の寿命の中で終焉を迎える，穏やかな死や人間本来の死にゆく過程が実現できる場でもある。

1．ACP

　高齢者には身体機能の低下や認知機能の低下などにより，命の危険が迫った状態になると，約70％の方が医療・ケアなどを自分で決めたり，望みを人に伝えたりすることができなくなるといわれている。よりよい高齢者の終焉の実現のためには，自らが希望する医療・ケアを受けるために，大切にしていることや望んでいること，どこで，どのような医療・ケアを望むかを自分自身で前もって考え，周囲の信頼する人たちと話し合い，共有することが重要である。そのため，事前に病状の認識を確かめながら，あらかじめ療養者の意思を確認するために，人生の最終段階における医療・ケアの決定プロセスに関するガイドラインが打ち出された（厚生労働省 2018b）。

　このように，わが国では，人生の最終段階における医療・ケアについての話し合いとしてアドバンス・ケア・プランニング（Advance Care Planning, 以下ACP）の推進に努めている。ACP とは，今後の医療（治療）・ケア（療養）について患者・家族と医療従事者があらかじめ話し合う自発的なプロセスであり，一度で終わるのではなく何回も繰り返し行われる必要がある。そのため，時間と労力が必要であるがそのプロセスや活用方法を構築していくことが求められる。海外では，ACP の効用では，死亡場所との関連として病院死の減少が認められ（Degenholtz et al. 2004），また，患者の意向が尊重されたケアが実践され，患者と家族の満足度が向上し，遺族の不安や抑うつが減少したと報告されている（Detering et al. 2010）。日本の文化や風土に合わせて，社会背景を考慮しながら，ACP が浸透していく社会が望まれる（樋田 2019）。厚生労働省（2018c）による人生の最終段階における医療に関する意識調査報告書によると，「あなたの死が近い場合に受けたい医療・療養や受けたくない医療・療養について，ご家族等や医療介護関係者とどのくらい話し合ったことがありますか」に対して，話し合ったことがあると回答した一般国民は，わずか2.7％であった。また，話し合ったことがない理由として，話し合うきっかけがなかった56％，話し合う必要性を感じていない27.4％，知識が無いため，何を話し合っていいか分からない22.4％であった。この結果から，適切に専門職によって，話し合いのきっかけ作りをすることで，ACP の普及が期待できる。わが国において，今後，ACP の普及啓発に活用し，認知度の向上を図る目的で，毎年11月30日（いい看取り・看取られ）を「人生会議の日」とし，人生の最終段階における医療・ケアについて考える日として公募により決定した（厚生労働省 2018d）。

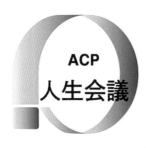

【制作者コメント】
人生は，空に架かる虹であり，現在から未来への架け橋です。
また，一筋の流れとして分水嶺に端を発し，大河となって大
地を潤して海へと回帰する川の流れです。人生の流れと次代
に継続させる力がデザインコンセプトです。

図5－1　人生会議ロゴマーク

出所）厚生労働省「人生会議のロゴマークを選定しました」2019

　近年は，新型コロナウイルス感染拡大を受けて，高齢者が最善の医療およびケアを受けるた
めの，ACP実施のタイミングを考える提言が表明され，急激に症状が悪化する場合，本人の
みならず家族にとっても容易に方針を決定できない可能性もあるため，高齢者本人のACPの
情報を重視する必要があると報告されている（日本老年医学会 2020）。このようにACPが必要
な社会背景として，超高齢社会の中，高齢者の人生の最終段階に，高齢者や家族の尊厳を擁護
しながら，専門職が医療やケアにおいて，どのように寄り添っていくかが大きな課題となって
いる。また，現代の家族構成の特徴から，高齢夫婦世帯や独居世帯の増加によって，キーパー
ソン不在のケースも増加しており，高齢者の意思をあらかじめ他者が共有していく必要がある。
訪問看護師や介護支援専門員などへのACPの研修も行われているが，その実践力はまだまだ
発展途上といえる。ACPの推進のための研究知見の蓄積を重ね，検討していく中でACPへの
国民の意識が高まれば，高齢者のエンド・オブ・ライフケアの質の向上につながっていくであ
ろう。

2．代理意思決定支援

　わが国は急速に高齢化が進んでいるが，このような超高齢社会の医療での課題として，①人
生の最終段階にある患者が増加すること，②認知症などによる意思決定能力が十分でない患者
が増加すること，があげられる（木澤 2020）。前述のようにACPどころか，患者あるいは健
常人が，将来判断能力を失った際に，自らに行われる医療行為に対する希望を前もって示され
る，①医療行為に関して患者が医療者側に指示をすること，②患者は自ら判断できなくなった
際の代理意思決定者を表明することの2つの内容を含むアドバンス・ディレクティブ（Advance
Directive：AD）や①を文書で表した事前指示書であるリビング・ウイル（living will：LW）は，
普及していない。尊厳死を実現するために，1976年に日本尊厳死協会が創設された。LWの普
及のために，40年以上活動されてきたにもかかわらず，欧米に比べ，わが国で広まっていると
はいえない（日本医師会 2017）。また，誰しも自ら望むような人生の最期を迎えたいものであ

るが，医療の現場ではその実現が難しい場合も多く，高齢者本人の人生観や人生の最期の迎え方への望みが分からないことの方が多い現状である（葛谷 2021）。このように，高齢者当事者の意思を尊重した人生の最終段階における医療やケアを実践することは，まだまだ少ない現状にある。したがって，高齢者本人ではない家族などによる代理意思に委ねられていることが多い。しかし，浅井ら（2020）は，慢性心不全患者の意思決定支援に関わる問題状況として，"患者と家族がお互いの思いを共有できていないこと"や"患者と家族の意見が異なること"で双方が納得した意思決定ができていないことを報告しており，"意思決定の際に家族の思いが優先されている"ことがあると指摘している。このことから，代理意思決定支援においては，家族の希望というより，高齢者本人の思いを読み取ることや推測しながら検討を重ねて意思決定していく必要がある。

　厚生労働省（2018b）は，認知症の人が，自らの意思に基づいた日常生活・社会生活を送れることを目指すため，認知症の人の意思決定支援ガイドライン策定がなされた。その中で，認知症の人の特性を踏まえた意思決定支援の3つの基本原則を示している。①本人の意思の尊重として，「本人への支援は，本人の意思の尊重，つまり，自己決定の尊重に基づき行う」こと。具体的には，意思決定支援は，本人の意思（意向・選好あるいは好み）の内容を支援者の視点で評価し，支援すべきだと判断した場合にだけ支援するのではなく，まずは，本人の表明した意思・選好，あるいは，その確認が難しい場合には推定意思・選好を確認し，それを尊重することから始まる。続いて，認知症の人は，言語による意思表示が上手くできないことが多く想定されることから，意思決定支援者は，認知症の人の身振り手振り，表情の変化も意思表示として読み取る努力を最大限に行うことが求められるとしている。また，②本人の意思決定能力への配慮として，「認知症の症状にかかわらず，本人には意思があり，意思決定能力を有するということを前提にして，意思決定支援をする」こと。さらに，③チームによる早期からの継続的支援として，「意思決定支援にあたっては，本人の意思を踏まえて，身近な信頼できる家族・親族，福祉・医療・地域近隣の関係者と成年後見人等がチームとなって日常的に見守り，本人の意思や状況を継続的に把握し必要な支援を行う体制（以下，「意思決定支援チーム」という）が必要である」と述べている。つまり，高齢者の若いときや元気な頃の人生観や価値観，人柄や生活信条などを考慮し，望むことを発していた発言などを振り返り，家族をはじめとする多職種や取り巻く人々で，高齢者本人にとっての最大限の利益を検討していくことが代理意思決定では重要であると考える。

3．終焉を支える力を育む

　高齢者の終焉が近づいている中の家族の精神的ストレスは計り知れず，家族は超高齢者であっても，親や配偶者，親族である高齢者の死を受容できない，つまり，自然な経過の中で看

取ることに抵抗感や罪悪感を抱き，病院への搬送を選択してしまうことがある（樋田 2019）。AED（Automated External Defibrillator；自動体外式除細動器）をはじめとする積極的な延命治療を高齢者に施すことは，高度な医療や延命は望まない（深澤ら 2010）高齢者の意に反し，かえって高齢者の負担を増強させる事態を招くことになる。一方，高齢者の現状を理解し家族が高齢者の老衰死を覚悟して受け入れることができれば，残された時間をどのように過ごしケアしていきたいかといった，家族の希望に沿った看取りが実現できる。また，高齢者自身の延命治療は望まないといった意思を，家族が尊重できれば，本人らしい生活が維持され，自然な経過の中での終焉に近づけられると考える。

　これらから，要介護高齢者に携わる保健，医療，福祉における専門職は，人生の最終章の時を共に過ごし，死に遭遇する機会が多く，そこに至るまでの過程において人生の最終段階における治療や療養に対する家族による代理意思決定支援が必要となってくる。人生の最終段階における家族の意義は大きく，よりよい終焉，つまり尊厳ある死を迎えるためには重要な要素である（樋田ら 2015）。そのためには，専門職は要介護高齢者に関わる早期から，精神的ケアを含めて家族がいずれ訪れる高齢者の死の受容ができるようなアプローチを繰り返し実施していくことが必要である。また，看護師から看取りケアに関する情報提供を受けていた家族は，安心感や信頼感から心の支えとなり看病するうえで良い影響を及ぼす（細貝ら 2018）との報告から，不安や疑問を率直に質問しやすいよう精神面を支える配慮をすることが大切である。このように，家族が高齢者の死と対峙することができるよう代理意思決定支援をサポートすることが専門職にとって重要な役割である。

＜引用文献＞

アルフォンス・デーケン「死への準備教育」『日本臨床麻酔学会誌』1990：26-32

浅井克仁，簾持知恵子，上村里沙，他「熟練看護師が捉える慢性心不全患者のエンド・オブ・ライフに向けた意思決定支援における問題状況」『大阪府立大学看護学雑誌』26（1），2020：29-38

Degenholtz, H. B., Rhee, Y., Arnold, R. M., Brief communication: the relationship between having a li-ving will and dying in place, *Annals of internal medicine* [Ann Intern Med], 141 (2), 2004：113-117.

Detering, K.M., Hancock, A.D., Reade, M.C., et al., *The impact of advance care planning on end of life care in elderly patients*, BMJ, 2010：340：c1345.

榎本美紀，竹内和彦，河島恵理子，他「病院訪問診療におけるがん終末期患者の転帰と看取りに関する報告と考察」『日本在宅医療連合学会誌』1（1），2019：31-37

深澤圭子，高岡哲子，根本和加子，他「A地域の高齢者が考える自らの終末期」『名寄市立大学紀要』4，2010：63-68

原祥子，小野光美，大畑政子，他「介護老人保健施設におけるケアスタッフの看取りへのかかわりと揺らぎ」『日本看護研究学会雑誌』33（1），2010：141-149

堀口和子，岩田昇，小林澄子，他「独居高齢者の在宅エンド・オブ・ライフに影響する要因　独居高齢者の意思・別居家族の意向と心構え」『日本在宅ケア学会誌』21（1），2017：36-43

細貝瑞穂，福間美紀，長田京子「配偶者を亡くした高齢者の看取りの思いと医療者からの情報提供と

の関連」『島根大学医学部紀要』40，2018：27-35

今永光彦，外山哲也「一般市民は老衰と考えられる状態となったときにどのような医療を希望するか」『日本在宅医療連合学会誌』3 (1)，2022：52-59

梶井文子「認知症，老衰の人に対するエンドオブライフ・ケア」『Geriatric Medicine』6，2021：579-583

亀井智子，小玉敏江編『高齢者看護学　第 3 版』中央法規出版，2018：341

木澤義之「人生会議（ACP：アドバンス・ケア・プランニング）」『ファルマシア』56 (2)，2020：105-109

厚生労働省，「厚生労働省（介護老人保健施設局）の取組について」2015
www.mlit.go.jp/common/001083368.pdf（2023.2.13閲覧）

厚生労働省，「介護老人保健施設（参考資料）」2017
https://www.mhlw.go.jp/file/05-Shingikai-12601000-Seisakutoukatsukan-Sanjikanshitsu_Shakaiho
shoutantou/0000174012.pdf（2023.2.13閲覧）

厚生労働省「介護医療院の概要」2018a
https://www.mhlw.go.jp/content/12300000/000337651.pdf（2023.2.13閲覧）

厚生労働省「人生の最終段階における医療・ケアの決定プロセスに関するガイドライン」2018b
https://www.mhlw.go.jp/file/06-Seisakujouhou-10800000-Iseikyoku/0000197721.pdf（2023.2.13閲覧）

厚生労働省「人生の最終段階における医療に関する意識調査 報告書」2018c
平成30年 3 月　人生の最終段階における医療の普及・啓発の在り方に関する検討
https://www.mhlw.go.jp/toukei/list/dl/saisyuiryo_a_h29.pdf（2023.2.13閲覧）

厚生労働省「ACP の愛称を『人生会議』に決定しました」2018d
https://www.mhlw.go.jp/stf/newpage_02615.html（2023.2.13閲覧）

厚生労働省「人生会議のロゴマークを選定しました」2019
https://www.mhlw.go.jp/stf/newpage_04393.html（2023.6.6 閲覧）

厚生労働省「認知症対応型共同生活介護（認知症グループホーム）」2020
https://www.mhlw.go.jp/content/12300000/000647295.pdf（2023.2.13閲覧）

葛谷雅文「ACP ―本人の思いを尊重した人生の最終段階の医療・ケアの実現」『Aging & Health』96，2021： 4

長江弘子『看護実践にいかす　エンド・オブ・ライフケア　第 2 版』日本看護協会出版会，2018：214

永井康徳，永吉裕子「枯れるように逝くということ　②亡くなる前は輸液をしないという選択肢の提示」『治療』97，2015：1457-1465

祢宜佐統美，小木曽加奈子「特別養護老人ホームにおける終末期ケアに関する研修プログラム」『特別養護老人ホームの看取り介護の実践と職務満足』」科学研究費基盤研究Ｃ，2015

日本医師会「生命倫理懇談会　超高齢社会と終末期医療」2017
dl.med.or.jp/dl-med/teireikaiken/20171206_1.pdf（2023.2.13閲覧）

日本救急医学会「救急・集中治療における終末期医療に関するガイドライン～ 3 学会からの提言～」2014
https://www.jaam.jp/info/2014/pdf/info-20141104_02_01_02.pdf（2023.2.13閲覧）

日本老年医学会「新型コロナウイルス感染症（COVID-19）流行期において高齢者が最善の医療およびケアを受けるための日本老年医学会からの提言― ACP 実施のタイミングを考える」2020
https://jpn-geriat-soc.or.jp/coronavirus/pdf/covid_teigen.pdf（2023.2.13閲覧）

小木曽加奈子「医療職と介護職のためのリスクマネジメント」『学文社』2010：192-203

小木曽加奈子「高齢者に対するケアの指標」『教育医学』64 (2)，2018：129-133

小木曽加奈子「死へつながる老衰を受け入れる」『福祉と看護の研究誌』6，2019a：1 - 3

小木曽加奈子「介護老人福祉施設／特別養護老人ホームにおけるエンド・オブ・ライフケア」『ストレス科学』33 (3)，2019b：223-232

樋田小百合，祢宜佐統美，小木曽加奈子，他「特別養護老人ホームでの看取りケアにおける家族の力の意義—グループディスカッションからの分析」『看護と福祉の研究誌』2，2015：74-82

樋田小百合「介護老人保健施設におけるエンド・オブ・ライフケア—アドバンス・ケア・プランニングの推進に向けて」『ストレス科学』33 (3)，2019：213-222

宇佐美利佳「人生の終末を生きる高齢患者が自分らしく過ごすための支援のあり方の検討—高齢患者への支援の課題の明確化と支援指針の考案」『岐阜県立看護大学紀要』21 (1)，2021：73-85

吉田美由紀，廣瀬未央，陶山啓子，小岡亜希子，藤井晶子「在宅医療提供体制が整った環境において在宅緩和ケアを受けた終末期がん患者の在宅看取りの関連要因」『日本看護科学会誌』41，2021：623-629

吉田靖代，蘆田薫，坂本孝輔，他「本邦 ICU における End of Life Care の現状　単施設における診療録調査」『死の臨床』44 (1)，2022：158-165

[索　　引]

編著者プロフィール

小木曽　加奈子　岐阜大学医学部看護学科准教授
名城大学大学院総合学術研究科総合学術専攻博士後期課程修了　　博士（学術）

著書等

『地域包括ケアにおける認知症高齢者ケアと職務継続意向との関係』（単著）風間書房，2022年
『高齢者ケアの質を高める ICF を活かしたケアプロセス（第二版）』（編者・共著者）学文社，
　　2021年
『認知症高齢者の BPSD に向き合うケア―あるがままを受け入れるオプティマル・エイジングへ
　　の支援』（編者・共著者）学文社，2020年
『地域包括ケアにおける高齢者に対するシームレスケア― ICF の視点を生かしたケアプロセス，
　　退院支援・退院調整に焦点を当てて』（単著）学文社，2019年
『介護職のための医療的ケアの知識と技術』（共編著）学文社，2016年
『地方都市「消滅」を乗り越える！』（共著）中央法規出版，2016年
『高齢者ケアの質を高める ICF を活かしたケアプロセス』学文社，2015年
『福祉をつむぐ』（共著）風媒社，2013年
『認知症がある人をケアする― BPSD による生活場面の困難さ』（監修・編著者）学文社，2012年
『医療職と福祉職のためのリスクマネジメント』（単著）学文社，2010年
『ICF の視点に基づく高齢者ケアプロセス』（編著者）学文社，2009年
『事例で学ぶ生活支援技術習得』（共著）日総研，2008年
『介護・医療サービス概論』（編著者）一橋出版，2007年　　　　　　　　　　　　　など他多数

高齢者に対するシームレスケアの実践
人生100年時代に向けて

2024年1月20日　第一版第一刷発行

編著者　小木曽　加奈子
発行所　株式会社　学　文　社
発行者　田　中　千津子
　　東京都目黒区下目黒 3−6−1 〒 153-0064
　　電話 03（3715）1501　振替 00130−9−98842
落丁，乱丁本は，本社にてお取替え致します。
定価はカバーに表示してあります。　　　　（検印省略）
印刷／東光整版印刷株式会社

ISBN 978-4-7620-3248-6
Ⓒ2024 Ogiso Kanako　　　　Printed in Japan

高齢者ケアの質を高めるＩＣＦを活かしたケアプロセス 第三版

小木曽加奈子 編著　　　　　　　　　　　　　B5判/224頁　定価3630円

高齢者を取り巻く社会環境、ケアの概念と多職種の連携、ICFの概念と活用方法等を紹介。さらに、高齢者ケアの場や病状や生活状況に伴う変化に応じて、1事例を＜回復期リハビリテーション病院＞＜在宅＞＜介護老人福祉施設（特別養護老人ホーム）＞という3つの療養の場でケアプロセスを展開。

認知症高齢者のBPSDに向き合うケア
―あるがままに受け入れるオプティマル・エイジングへの支援―

小木曽加奈子 編著　　　　　　　　　　　　　B5判/160頁　定価2860円

2012年刊行の『認知症がある人をケアする-BPSDによる生活場面の困難さ』の内容を踏まえ,認知症ケアの状況を把握するための尺度も掲載する。さまざまな療養の場におけるBPSDに向き合うケアの力を育む1冊。

医療職と福祉職のためのリスクマネジメント
―介護・医療サービスの向上を視野に入れて―

小木曽加奈子 著　　　　　　　　　　　　　　B5判/206頁　定価2970円

いま医療現場では、患者やその家族の満足度向上がますます求められている。その現状を踏まえつつ、医療安全に対する基礎的知識と、臨床で応用できる具体的なリスクマネジメントの手法を中心に解説する。

介護職のための医療的ケアの知識と技術
―ポートフォリオを活用して自らの成長を育む―

平澤泰子・小木曽加奈子 編著　　　　　　　　B5判/160頁　定価3080円

「医療的ケア」を痰の吸引や経管栄養だけでなく、幅広く捉え、実践に現場で働く看護職や介護職が、介護福祉士養成課程で学生に学んできてほしいと認識している項目や内容を参考にして作成されたテキスト。介護福祉士に求められている「人としての成長」を身につけるための1冊。

現代社会福祉用語の基礎知識 (第13版)

成清美治・加納光子 編集代表　　　　　　　　四六判/436頁　定価2750円

学生から研究者、ボランティアから現場専門者まで、受験・教育・実践に役立つ社会福祉用語の基礎知識を収載。社会福祉士、介護福祉士、保健師、精神保健福祉士、ケアマネージャー、看護師等関連科目等国家試験ならびに資格試験に完全対応の必携書。2035項目を収録。

21世紀の現代社会福祉用語辞典 (第3版)

九州社会福祉研究会 編
田畑洋一・門田光司・鬼崎信好・倉田康路・片岡靖子・本郷秀和 編集代表

四六判/482頁　定価3630円

現代の社会福祉必携用語を網羅した実践のための辞典。各種法令に準拠した用語をわかりやすく説明、重要用語はとくに詳しく解説。社会福祉士、介護福祉士、保育士、精神保健福祉士、介護支援専門員などの業務に携わる人に必携の用語辞典。掲載項目数、2222。